U0197226

胃癌诊治进展聚焦

Gastric Cancer: With Special Focus on Studies from Japan

原　著　塩谷昭子

主　译　李　渊　石岩岩

主　审　林香春

副主译　次仁央金　李传凤　王可毅
　　　　王墨培

译　者（以姓氏汉语拼音排序）
　　　　次仁央金　李传凤　李　渊
　　　　石岩岩　王可毅　王墨培
　　　　谢江淼　赵英涵

北京大学医学出版社

图书在版编目（CIP）数据

胃癌诊治进展聚焦 /（日）塩谷昭子原著 ; 李渊 , 石岩岩主译 .
– 北京 : 北京大学医学出版社 , 2024.1
　书名原文 : Gastric Cancer: With Special Focus on Studies from Japan
　ISBN 978-7-5659-2737-9

　Ⅰ.①胃…　Ⅱ.①塩…②李…③石…　Ⅲ.①胃癌—诊疗—研究进展
Ⅳ.①R735.2

中国版本图书馆 CIP 数据核字 (2022) 第 207657 号

北京市版权局著作权合同登记号 : 图字 : 01-2022-5438

胃癌诊治进展聚焦

主　　译 : 李　渊　石岩岩
出版发行 : 北京大学医学出版社
地　　址 :（100191）北京市海淀区学院路 38 号　北京大学医学部院内
电　　话 : 发行部 010-82802230 ; 图书邮购 010-82802495
网　　址 : http ://www.pumpress.com.cn
E — mail : booksale@bjmu.edu.cn
印　　刷 : 北京信彩瑞禾印刷厂
经　　销 : 新华书店
责任编辑 : 刘　燕　　责任校对 : 靳新强　　责任印制 : 李　啸
开　　本 : 710 mm ×1000 mm　1/16　　印张 : 15　　字数 : 240 千字
版　　次 : 2024 年 1 月第 1 版　2024 年 1 月第 1 次印刷
书　　号 : ISBN 978-7-5659-2737-9
定　　价 : 150.00 元
版权所有，违者必究
（凡属质量问题请与本社发行部联系退换）

中文版序

　　虽然胃癌的发病率在逐年下降，但是目前依然是在世界范围内，尤其东亚地区（包括中国）危害人类健康的主要疾病之一。日本在胃癌的诊治及防控方面取得了举世瞩目的成就。本书汇集了深耕胃癌领域、卓有成效的著名专家及学者，针对胃癌的流行病学、幽门螺杆菌的致病机制、诊断及治疗以及最新防控方法进行了详细的介绍。我国学者经过多年的不懈努力，在胃癌的发病机制、与幽门螺杆菌感染的关系、放大内镜下胃癌的早期诊断以及内镜下治疗等方面研究硕果累累，涌现出大量世界知名的专家学者。聚焦世界的发展前沿，会让我们的视野更宽广。

　　相信本书不仅适用于临床医生提高专业理论水平，对基础研究以及流行病学领域的学者也有很大的帮助。

林香春
2024年元旦

译者前言

胃癌是一种严重危害人类健康的疾病。我国部分地区的胃癌发病率和死亡率较高，是全世界胃癌发病率和死亡率较高的区域之一。这些都给患者和家庭带来身心痛苦以及严重的经济负担。日本在胃癌基础和临床研究领域一直处于国际前沿水平，尤其是其内镜治疗技术的突飞猛进，使胃癌的治疗有了质的飞跃。同时，在胃癌的预防和早期发现方面，日本的医务工作者也做了卓有成效的工作，有很多的宝贵经验值得我们借鉴。

本书的作者团队由日本及国际上胃癌预防、发病机制、早期筛查及治疗领域著名的专家组成。这些专家学术造诣精深，论述的内容翔实新颖、观点鲜明。本书是该领域不可多得的一本专著，相信对每一位读者都大有裨益。

目前内镜治疗的适应证与根治度评分在日本胃癌协会（Japanese Gastric Cancer Association，JGCA）第 5 版指南中进行了更新。由于出版时间的限制，本书的论述与其略有不同，希望读者在阅读时多加注意，并能及时跟进和执行最新的指南。

主译　李　渊　石岩岩
2023年元旦

原著前言

　　1994 年，世界卫生组织宣布幽门螺杆菌为人类致癌原。现在已经有不少证据表明至少 95% 胃癌病因与幽门螺杆菌有关。在日本，幽门螺杆菌感染率呈进行性下降趋势，而近年来胃癌死亡人数开始下降。2013 年2 月，日本保险批准了在内镜检查后对幽门螺杆菌阳性的胃炎患者行根除治疗。日本胃癌的高发病率，促成日本建立了一个全国性的胃癌筛查计划，以检测早期和可治疗的胃癌。在人群中行内镜胃癌筛查开始于 2014年 9 月。2015 年 2 月，在日本国内批准了根除幽门螺杆菌时使用钾离子 -竞争性酸阻滞剂（potassium-competive acid blocker，P-CAB）。P-CAB 能够实现更持久、更强效的抑酸作用，并且研究证实了基于 P-CAB 的三联疗法比质子泵抑制剂（proton pump inhibitor，PPI）的三联疗法更为优越。

　　本书包括 5 个部分：流行病学、发病机制、风险分层、治疗和预防，侧重点是日本国内的胃癌研究。第一部分的两章阐述了日本和日本以外国家的胃癌流行病学。第二部分的三章分别描述与胃癌的发生和临床病理特征相关的幽门螺杆菌毒力因子、表观遗传和蛋白质组学调控。根除幽门螺杆菌可以减少或消除黏膜炎症，逆转或减少与幽门螺杆菌相关的分子事件，如异常激活诱导的胞苷脱氨酶表达、双链 DNA 断裂、DNA 错配修复受损和 DNA 甲基化异常。然而，即使在根除幽门螺杆菌之后，与未感染者相比胃癌的风险仍然增加。第三部分的主题是幽门螺杆菌根除前后的风险分层和癌症筛查。对于高危人群，特别是胃黏膜严重萎缩的人群，内镜长期随访监测胃癌的发生比根除治疗更为重要，应该给予内镜监测。第四部分的三章是关于胃癌治疗的，包括日本的内镜治疗、手术和化疗的现状。内镜黏膜下剥离术（endoscopic submucosal dissection，ESD）的发展使完整切除大的、平坦的、表浅的肿瘤病变成为可能，ESD已成为日本和其他东亚国家的标准技术。最后两章是关于胃癌预防的，讲述了早期根除幽门螺杆菌可以抑制黏膜萎缩的进展，是更有效的预防胃癌的策略，还讲述了日本胃癌清除计划，包括对年轻一代的检测和治疗，这样可以降低胃癌相关的死亡率。

塩谷昭子（Akiko Shiotani）

目　录

第一部分
流 行 病 学

第一章
日本

Kato Mototsugu 著　李传凤 译　李　渊、次仁央金 审校

摘要： 胃癌仍然是世界上最常见的癌症之一，是第三大最常见的癌症死亡原因和第五大最常见的恶性肿瘤。胃癌的发病率在东亚地区最高，包括日本、韩国和中国。世界上超过一半的胃癌新病例是在东亚确诊的。虽然胃癌的死亡率和发病率在日本已经显著下降，但是几十年来，胃癌导致的绝对死亡人数一直保持不变。近些年来，死亡的数量开始下降了。有趣的是，在日本发现的胃癌有其独特的特点。随着对早期胃癌诊断和治疗的发展，日本的胃癌死亡率远低于发病率。

关键词： 胃癌·早期胃癌·死亡率·发病率·幽门螺杆菌·盐·饮食·萎缩·肠上皮化生

1.1 死亡率

随着时间的推移，日本年龄标准化癌症死亡率的趋势显示，在整个观测期间，男性和女性的胃癌死亡率都在显著下降（图 1.1）[1]。这种现象与其他癌症死亡率不断上升形成对比，如肺癌、结肠癌、前列腺癌和乳腺癌等。长期以来，胃癌一直是导致癌症死亡的首要原因，现在胃癌已经降至男性癌症死亡的第二位，女性癌症死亡的第四位。在 1950 年，胃癌死亡人数约占癌症死亡人数的 48%，而在 2011 年，这一比例约为 14%[2]。近几十年，全世界的胃癌死亡率一直在下降。这是由于食品保存方法的改变（从腌制食品到冷藏或冷冻保存）和每天可获得新鲜的蔬菜和水果。

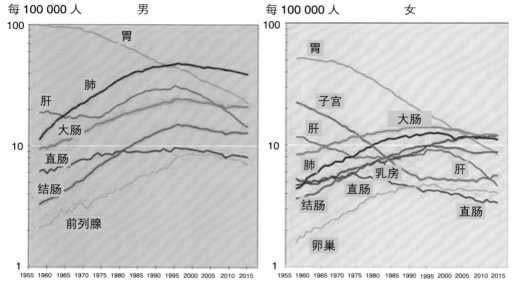

图 1.1　日本不同癌症的年龄标准化死亡率（资料来源：日本国家癌症中心癌症控制和信息服务中心）

　　从 20 世纪 60 年代到 21 世纪 10 年代，每 10 年在日本进行的胃癌年龄标准化死亡率研究显示所有年龄段的死亡率随时间推移都有所下降（图 1.2a）[1]。在 20 世纪 60 年代，死亡率的高峰在 75～79 岁。然而，高峰年龄每 10 年就有所增加，目前已经达到 85 岁以上。当每个年龄段的死亡率以出生年龄表示时，同一年龄组中，晚出生者的死亡率较低（图 1.2b）[1]。1950 年以前出生的日本人幽门螺杆菌感染率一直是较高的；然而，即使是那几代人的死亡率，也受到出生年份的影响[3]。因此，生活方式的改变促成了胃癌死亡率的下降。幽门螺杆菌感染率的下降似乎只是后来影响死亡率的一个因素。

　　虽然胃癌的年龄标准化死亡率已经下降，但在过去的 50 年里，胃癌导致的绝对死亡人数持续保持在 50 000～55 000 人（图 1.3）[1]。日本胃癌死亡人数的年龄趋势显示，直到 20 世纪 90 年代，死亡人数的最高峰是 65～75 岁（图 1.4）[1]。随后，在 21 世纪初，85 岁以上的胃癌死亡人数急剧增加。胃癌患病及死亡向超级老年人口的转移归因于日本人口的迅速老龄化（图 1.5）[1]。最初由年龄调整的死亡率下降而导致的死亡人数减少的效果被超级老年人群中胃癌死亡数量的增加所抵消。

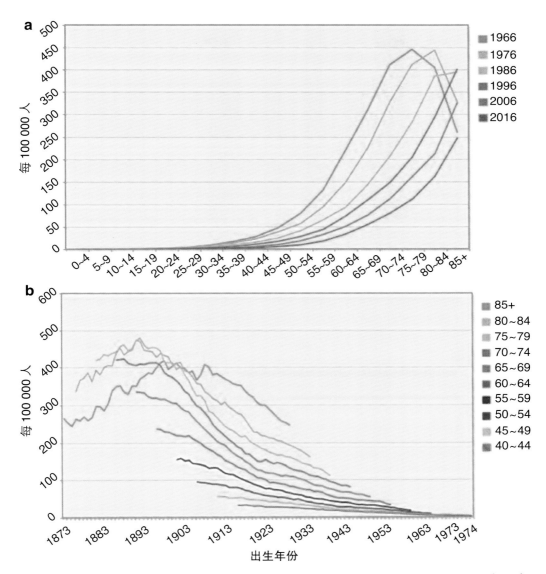

图 1.2　日本按年龄和出生年份划分的年龄标准化死亡率趋势。资料来源：日本国家癌症中心癌症控制和信息服务中心

　　2013 年死于胃癌的绝对人数为 48 632 人，2014 年为 47 903 人，2015 年为 46 659 人，2016 年为 45 509 人。由于保险覆盖了导致幽门螺杆菌相关胃炎的幽门螺杆菌的根除，因而这些数字呈下降趋势[1]。在过去的 4 年里死于胃癌的人数下降了 9.2%，与使用国家癌症中心（National

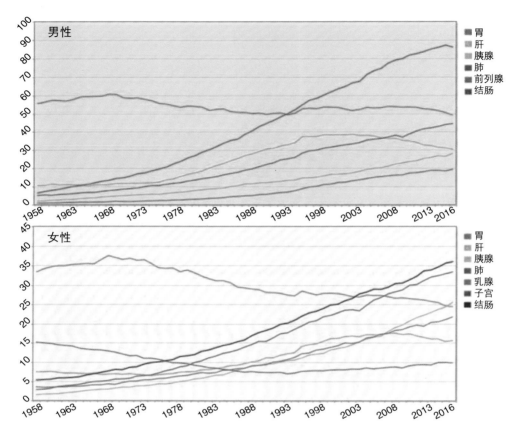

图 1.3   日本不同癌症的绝对死亡人数。资料来源：日本国家癌症中心癌症控制和信息服务中心

Cancer Center）之前观察到的数据所预期的胃癌人数相比，出现了明显的下降（图 1.6）[4, 5]。自 2000 年保险支付幽门螺杆菌根除后，每年根除了幽门螺杆菌的患者有 30 万~60 万。在保险覆盖幽门螺杆菌根除治疗后的4 年时间，有 600 万的胃炎患者获得了幽门螺杆菌的根除。据估计，到目前为止，有 1200 万日本人已经根除了幽门螺杆菌[5]。在根除幽门螺杆菌 10 年之后，胃癌发病率的下降似乎是最近胃癌死亡人数下降的原因之一。

胃癌的分布因地理区域的不同而有所不同。日本男性和女性的胃癌死亡率都很高，以东北部地区秋田县和长野县为最高，死亡率最低的是西南地区的冲绳县（图 1.7）[6]。这种地区差异也与饮食文化有关。例如，

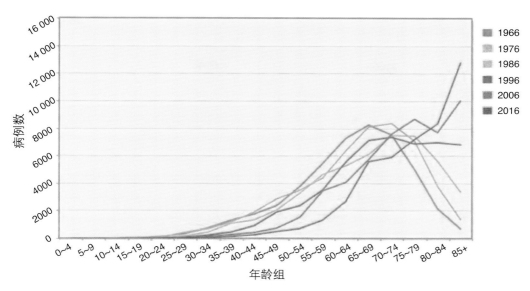

图 1.4　日本按年龄分列的胃癌绝对死亡人数趋势。资料来源：日本国家癌症中心癌症控制和信息服务中心

高盐饮食在胃癌高发区是很普遍的 [6]。虽然冲绳县幽门螺杆菌感染的流行率处于全国平均水平，但有报道称低致病性幽门螺杆菌菌株是感染的主要原因，而非东亚菌株 [7]。

1.2　发病率

　　与其他国家类似，在日本年龄标准化估计的发病率几十年来也一直在下降（图 1.8）[1]。但是，到目前为止，男性和女性胃癌发病的绝对数量均呈上升趋势（图 1.9a）[1]。因为胃癌的发病率受到人口规模和年龄分布两者的影响，胃癌发病率矛盾性的增加是由于日本老年人口比例高。根据胃癌发病率的年龄分布趋势，近期 65～85 岁老年人胃癌的发病率一直在增加（图 1.9b）[1]。

　　众所周知，男性患胃癌的风险很高。在日本，胃癌年龄标准化死亡率的男女比例是 2.8[2]。而在 30 岁以下，女性胃癌的发病率要比男性高，性别差异在中年和老年时更为显著 [1]。同宿主因素相比，环境因素包括幽门螺杆菌感染、吸烟习惯和酒精摄入与中老年男性的胃癌发病更为相

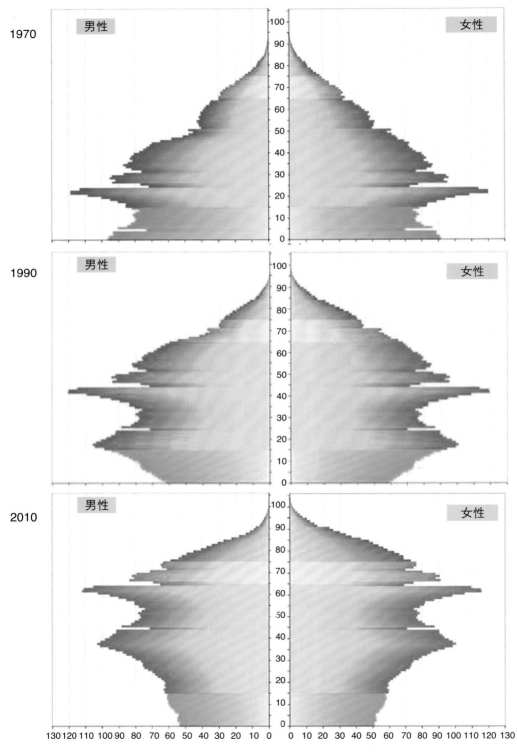

图 1.5   1940—2010 年日本人口金字塔

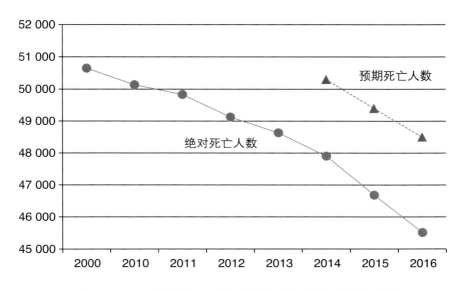

图 1.6 日本胃癌绝对死亡人数与预期死亡人数之差别

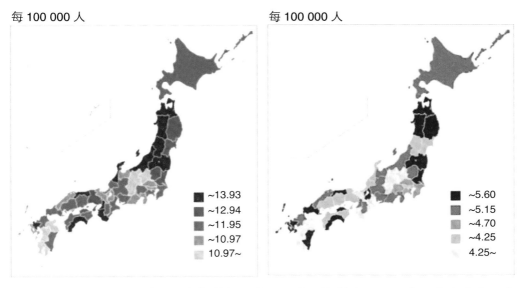

图 1.7 日本按县区统计的胃癌年龄标准化死亡率。资料来源：日本国家癌症中心癌症控制和信息服务中心

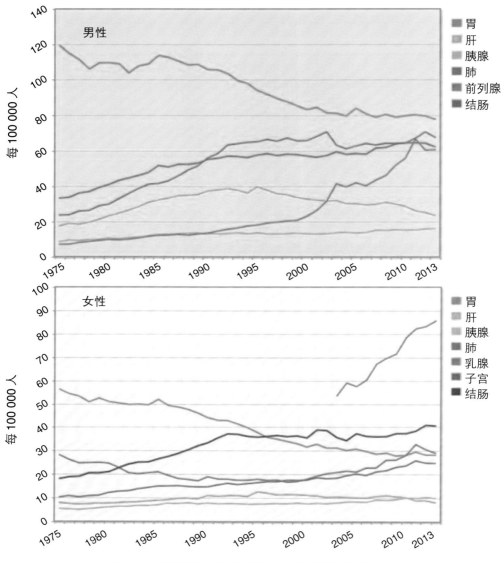

图 1.8 日本按地区划分的估计的年龄标准化癌症发病率

关。国际癌症研究机构工作组报告指出，胃癌发病率的明显地理差异及胃癌发病率的显著下降可能与世界范围无所不在的暴露减少有关[8]。环境卫生及食物保存和储存的改善、幽门螺杆菌感染流行率的变化及抗生素的使用被认为是造成这些现象的原因。

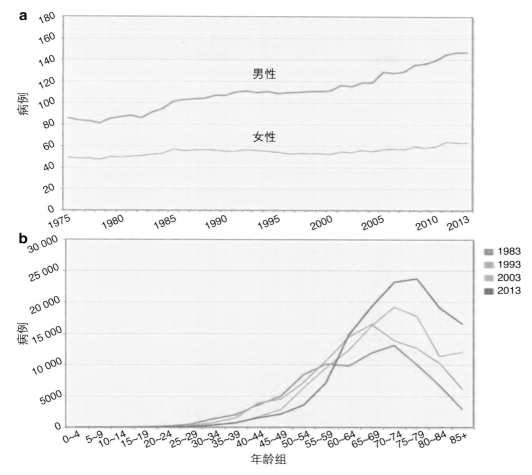

图 1.9　日本胃癌估计发病人数趋势。（a）依据性别；（b）依据年龄。资料来源：日本国家癌症中心癌症控制和信息服务中心

1.3　临床－流行病学特征

与除韩国以外的其他国家相比，日本发现的胃癌具有明显的特征。虽然胃癌的预后普遍较差，但日本的胃癌死亡率远低于其发病率。这一数据反映了胃癌早期诊断和治疗的影响[9]。

早期胃癌的临床概念是 1962 年由日本胃肠内镜学会（Japanese Society of Gastroenterological Endoscopy）提出的[10]。早期胃癌的定义为肿瘤侵犯局限于黏膜层和黏膜下层，不管是否存在区域淋巴结转移。一

些前瞻性和回顾性的内镜检查随访研究显示，黏膜癌在 1～5 年内可进展为黏膜下癌或进展期癌[11, 12]。随访研究估计，50% 的黏膜癌在 91 个月的随访期间发展为黏膜下癌，25% 的黏膜癌和黏膜下癌在 19～91 个月发展为进展期癌[11]。对确诊为高级别异型增生的西方患者开展的随访研究显示：60%～80% 的患者在平均 6 个月的极短随访时间内进展为癌[13]。也就是说，高级别异型增生已经是癌了。

WHO 和日本对胃癌有不同的 TNM 分类。WHO 定义 Tis 为原位癌、未侵犯固有层的上皮内肿瘤以及高级别异型增生[14]。WHO 定义 T1a 为侵犯固有层或黏膜肌层的肿瘤。日本分类中的 T1a 包括 WHO 分类下的 Tis 和 T1a[15]。胃肠道上皮性肿瘤的维也纳分类折中了西方和日本有关病理诊断的要点。根据维也纳分类，西方病理学定义的高级别异型增生 / 腺瘤及日本病理学定义的非侵袭性癌和黏膜内癌都属于第 4 类（黏膜高级别瘤变）[16, 17]。

日本胃癌临床 - 流行病学特征的趋势是基于 1946 年至 2014 年从胃癌数据库收集的 19 306 例胃癌病例进行的分析[18]。至于胃癌的进展程度，自 20 世纪 70 年代以来，随着早期胃癌采用内镜诊断，Ⅰ期胃癌的比例有所增加（图 1.10a）[18]。现在，ⅠA 期（黏膜内癌）约占日本胃癌总数的 50%。几乎所有ⅠA 期胃癌都经由内镜下治疗切除。日本Ⅰ期胃癌的 5 年相对生存率高于 95%。早期胃癌的发现有助于胃癌预后的改善。除韩国以外，日本与其他国家之间有显著的区别[19]。

根据组织病理学发现的频率，管状腺癌和乳头状腺癌（tub/pap）、低分化腺癌（por）、印戒细胞癌（sig）和黏液腺癌（muc）的顺序没有改变；然而，tub/pap 的比例随着时间的推移呈下降趋势（图 1.10b）[18]。胃体为主的胃炎与 tub/pap 的发生有关。由于大部分幽门螺杆菌感染的日本患者是胃体为主的胃炎，因此，日本 tub/pap 的比例高于西方国家[20]。

就胃癌的原发部位而言，在日本下部胃胃癌的发生率随着时间的推移一直在下降，然而，远端胃胃癌的发生占胃癌总数的 75% 及以上，发生在食管 - 胃交界处的癌的比例低于 5%，并随时间的推移保持稳定（图 1.10c）[18]。一般来说，贲门癌与幽门螺杆菌感染无关，但在日本贲门癌经常有幽门螺杆菌感染所致的严重萎缩的背景[21]。

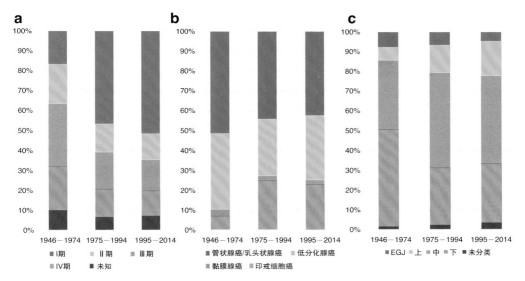

图 1.10　日本胃癌特征的频率比例趋势。（a）临床分期。（b）组织学发现。（c）原发部位

1.4　风险因素

　　幽门螺杆菌感染对胃癌的发生是重要的，但还不足以必然导致胃癌。胃癌的发生与许多因素有关。致癌因素包括环境、宿主基因和衰老。环境因素包括低酸分泌、高盐饮食和烟草的使用。幽门螺杆菌感染在胃癌的发生中起重要作用，尤其是几乎所有的胃癌均发生于感染了幽门螺杆菌的黏膜。没有慢性胃炎的 Denovo 型胃癌是很罕见的，不足胃癌病例总数的 1%[22]。

　　幽门螺杆菌感染发生在 5 岁以下，并且 80% 的病例是家庭感染，发生在母亲与孩子之间。每一代人幽门螺杆菌的流行率在 10 岁时决定，且感染率不会随着年龄增长而上升。日本的幽门螺杆菌流行率具有高感染率时期以及经济发达后感染率迅速下降时期的双相性特点（图 1.11）[3]。最近全国范围内的报告表明日本幽门螺杆菌的感染率在稳步下降[23]。基于每 10 岁作为一个年龄段的幽门螺杆菌感染率结果显示，幽门螺杆菌在各年龄组的感染率在 10 年内下降了 10% ~ 15%[3, 23-25]。图 1.12 为日本1950—2070 年以每 20 岁为一区间估计的幽门螺杆菌患病率。

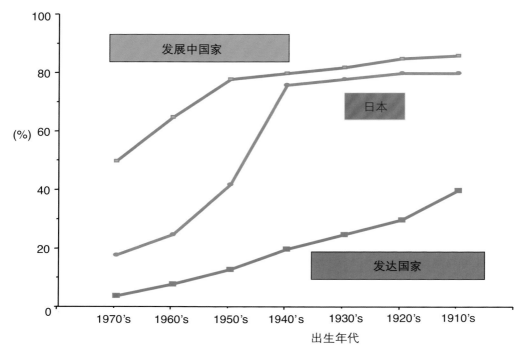

图 1.11　日本幽门螺杆菌感染率。日本幽门螺杆菌的流行模式介于发展中国家和发达国家之间

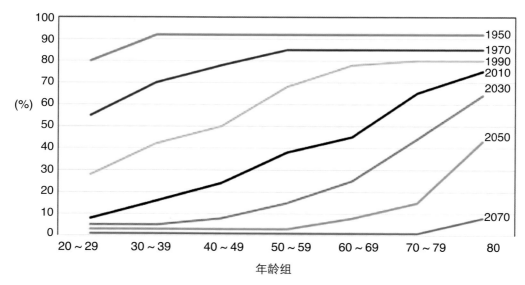

图 1.12　1950—2070 年以每 20 岁为一区间估计的幽门螺杆菌患病率

　　幽门螺杆菌感染会引起胃黏膜的萎缩和肠上皮化生。这些改变的病理学及内镜下的程度和范围与胃癌发展的风险密切相关。结节性胃炎是以淋巴滤泡形成为特征的一种特殊类型的胃炎，其淋巴滤泡形成与幽门螺杆菌感染相关。众所周知，结节性胃炎是年轻女性胃癌的危险因素，且主要为弥漫型胃癌[26]。

　　许多流行病学研究表明，胃癌风险的增加可能同各种传统腌制食品的高摄入及水果和蔬菜的低摄入有关[27]。日本有关胃癌的流行病学研究显示盐摄入量与胃癌的发生呈正相关[28]。由于盐作为幽门螺杆菌共同促动因素促进了胃内化学致癌过程，高盐饮食增加了幽门螺杆菌感染人群发生胃癌的风险，而不会增加幽门螺杆菌阴性人群发生胃癌的风险[29]。日本流行病学研究的一个系统综述表明，目前吸烟者发生胃癌的相对危险度估计是总人口的 1.56 倍[30]。

参考文献

1. Center for cancer control and information service, National cancer center, Japan. https: // ganjoho.jp/reg_stat/statistics/stat/summary.html.

2. Tajima K. An outline of epidemiological features of gastric cancer in Japan. Nihon Rinsho. 2014; 72(Suppl 1): 39-46. Japanese.

3. Asaka M, Kimura T, Kudo M, et al. Relationship of Helicobacter pylori to serum pepsinogens in an asymptomatic Japanese population. Gastroenterology. 1992; 102(3): 760-6.

4. National institute of population and social security research, Japan. http: //www.ipss. go.jp/ index-e.asp.

5. Katanoda K, Kamo K, Saika K, et al. Short-term projection of cancer incidence in Japan using an age-period interaction model with spline smoothing. Jpn J Clin Oncol. 2014; 44: 36-41.

6. Tsuda M, Asaka M, Kato M, et al. Effect on Helicobacter pylori eradication therapy against gastric cancer in Japan. Helicobacter. 2017; 22(5).

7. Joossens JV, Hill MJ, Elliott P, et al. Dietary salt, nitrate and stomach cancer mortality in 24 countries. European Cancer Prevention (ECP) and the INTERSALT Cooperative Research Group. Int J Epidemiol. 1996; 25(3): 494-504.

8. Nobuta A, Asaka M, Sugiyama T, et al. Helicobacter pylori infection in two areas in Japan with different risks for gastric cancer. Aliment Pharmacol Ther. 2004; 20(Suppl 1): 1-6.

9. IARC H. pylori Working Group. H. pylori eradication as a strategy for preventing gastric cancer. International Agency for Research on Cancer (IARC Working Group Reports, No 8). 2014; 8.

10. Fukutomi H, Sakita T. Analysis of early gastric cancer cases collected from major hospitals and institutes in Japan. Jpn J Clin Oncol. 1984; 14(2): 169-79.

11. Matsui T, Nagahama T, Chounan A, et al. Natural history of early gastric cancer —— multicenter follow-up study. Stomach Intestine. 2008; 43(12): 1798-809. Japanese.

12. Tsukuma H, Oshima A, Narahara H, et al. Natural history of early gastric cancer: a non-concurrent, long term, follow up study. Gut. 2000; 47(5): 618-21.

13. Stolte M. The new Vienna classification of epithelial neoplasia of the gastrointestinal tract: advantages and disadvantages. Virchows Arch. 2003; 442: 99-106.

14. Bosman FT, Carneiro F, Hruban RH, et al. WHO classification of tumours of the digestive system. 4th ed. 2010.

15. Japanese Gastric Cancer Association. Japanese classification of gastric carcinoma: 3rd English edition. Gastric Cancer. 2011; 14: 101-12.

16. Schlemper RJ, Riddell RH, Kato Y, et al. The Vienna classification of gastrointestinal epithelial neoplasia. Gut. 2000; 47(2): 251-5.

17. Dixon MF. Gastrointestinal epithelial neoplasia: Vienna revisited. Gut. 2002; 51(1): 130-1.

18. Honda M, Wong SL, Healy MA, et al. Long-term trends in primary sites of gastric adenocarcinoma in Japan and the United States. J Cancer. 2017; 8(11): 1935-42.

19. Inoue M, Tsugane S. Epidemiology of gastric cancer in Japan. Postgrad Med J. 2005; 81(957): 419-24.

20. Asaka M, Kato M, Kudo M, et al. Atrophic changes of gastric mucosa are caused by Helicobacter pylori infection rather than aging: studies in asymptomatic Japanese adults. Helicobacter. 1996; 1(1): 52-6.

21. Egi Y, Ito M, Tanaka S, et al. Role of Helicobacter pylori infection and chronic inflammation in gastric cancer in the cardia. Jpn J Clin Oncol. 2007; 37(5): 365-9.

22. Kato M, Asaka M. Recent knowledge of the relationship between Helicobacter pylori and gastric cancer and recent progress of gastroendoscopic diagnosis and treatment for gastric cancer. Jpn J Clin Oncol. 2010; 40(9): 828-37.

23. Ueda J, Gosho M, Inui Y, et al. Prevalence of Helicobacter pylori infection by birth year and geographic area in Japan. Helicobacter. 2014; 19(2): 105-10.

24. Kikuchi S, Nakajima T, Kobayashi O, et al. Effect of age on the relationship between gastric cancer and Helicobacter pylori. Tokyo Research Group of Prevention for Gastric Cancer. Jpn J Cancer Res. 2000; 91(8): 774-9.

25. Fujimoto Y, Furusyo N, Toyoda K, et al. Intrafamilial transmission of Helicobacter pylori among the population of endemic areas in Japan. Helicobacter. 2007; 12(2): 170-6.

26. Kamada T, Tanaka A, Yamanaka Y, et al. Nodular gastritis with Helicobacter pylori infection is strongly associated with diffuse-type gastric cancer in young patients. Dig Endosc. 2007; 19: 180-4.

27. Tsugane S, Sasazuki S. Diet and the risk of gastric cancer: review of epidemiological evidence. Gastric Cancer. 2007; 10(2): 75-83. Epub 2007 Jun 25.

28. Tsugane S. Salt, salted food intake, and risk of gastric cancer: epidemiologic evidence. Cancer Sci. 2005; 96(1): 1-6.

29. Kato S, Tsukamoto T, Mizoshita T, Tanaka H, Kumagai T, Ota H, Katsuyama T, Asaka M, Tatematsu M. High salt diets dose-dependently promote gastric chemical carcinogenesis in Helicobacter pylori-infected Mongolian gerbils associated with a shift in mucin production from glandular to surface mucous cells. Int J Cancer. 2006; 119(7): 1558-66.

30. Nishino Y, Inoue M, Tsuji I, Wakai K, Nagata C, Mizoue T, Tanaka K, Tsugane S. Tobacco smoking and gastric cancer risk: an evaluation based on a systematic review of epidemiologic evidence among the Japanese population. Jpn J Clin Oncol. 2006; 36(12): 800-7.

第二章
日本之外的胃癌

Mimi C. Tan，Maya Balakrishnan，David Y. Graham 著

王可毅 译 李 渊 审校

摘要：直到最近，胃癌仍是癌症导致死亡最常见的原因。尽管发病率迅速下降，胃癌仍然是世界上第五大最常见的癌症和第三大最常见的癌症致死的病因。74 岁时胃癌的罹患风险，大多数欧洲国家仍在 1%～3%，而亚洲一些地区可高达 5%～20%。目前发现幽门螺杆菌是导致萎缩性胃炎的原因，而萎缩性胃炎可转变为胃癌。由此通过根除幽门螺杆菌来预防胃癌的尝试逐渐增多。本章我们回顾了世界范围内胃癌发病率和目前罹患风险的变化。

关键词：胃癌·流行病学·幽门螺杆菌·流行病学·危险因素

2.1 导言

直到 20 世纪中后期，胃癌在大多数国家一直是癌症致死病例中最常见的原因[1]。在美国，胃癌一直保持这一记录，直到 1952 年男性肺癌的标准化死亡率超过了胃癌[2]。19 世纪有大量文献专门描述胃癌，证明那个时代胃癌的发病是非常显著的。例如，1903 年译成英文的 Riegel 所著的《胃病》（*Diseases of the Stomach*）一书，引用了 1878—1896 年的 158 篇参考文献，并提及了 Leube 在《Ziemssen 特殊病理和治疗手册》（*Handbook of Special Pathology and Therapy*）中涉及的早至 19 世纪 70 年代末的旧文献[3]。例如，Marc d'Espine 报道，1838—1855 年，在日内瓦 45% 的致死癌症是胃癌[4]。Virchow 根据尸检资料计算出，1852—1855 年，在德国沃尔茨堡，34.6% 的致死癌症是胃癌[3]。1889 年，Haberelin 发现

在瑞士 27 500 例癌症致死者中 11 422 例是胃癌（41.5%）[5]。1897—1900年，英国 Registrar-General 年鉴报道，胃癌在 12 种恶性疾病中为主要的致死原因 [4]。

1915 年美国保诚保险公司统计学家、美国癌症控制协会统计委员会主席 Frederick L. Hoffman 出版了《全世界癌症死亡率》（*The Mortality from Cancer Throughout the World*）一书 [1]。在此之前，世界范围内的统计数据一直很少。Hoffman 的书第一次试图收集所有可获得数据并有随后收集癌症统计数据的详细计划。他提供了来自 23 个国家和无数亚群体的数据，指出了获得可靠数据的困难。在书中他证实，在大多数国家，包括西方国家和日本，胃癌是癌症相关死亡最常见的原因 [1]。

2.2   胃癌和胃炎

19 世纪晚期也是对胃的生理和疾病，包括胃癌和消化性溃疡非常感兴趣的时期。一个关注点是胃炎及相关疾病对胃造成的组织学损伤 [6]。从 19 世纪末到 20 世纪初，胃癌与慢性胃炎及胃黏膜萎缩的关系得到证实 [7, 8]。Charles Mayo 与 Arthur Hurst 都认为胃癌不会起源于健康的胃 [9, 10]。1879 年，von den Vender 认为胃癌与胃酸缺乏有关 [8, 11]，后来这一点被证实，并得到了深入的研究（例如，Comfort 于 1934 年）[12]。von den Vender 的发现激发了对检测胃酸分泌和胃炎的广泛研究 [8, 11]。在 1929 年的 Schorstein 讲座中，Arthur Hurst 爵士报告说，在慢性溃疡和胃癌患者的胃切除术标本中，总是可以看到整个胃都存在胃炎 [9]。他进一步指出，"在胃癌之前存在的慢性胃炎，实际上是胃癌最常见的前期病变"[9]"对于常见的癌前胃病如慢性胃炎和慢性胃溃疡，预防胃癌的理想方式不仅是对其诊断和治疗，更要防止其发生"[9]。

到 1950 年，胃炎 - 癌症发生的先后关系已经明确，胃炎被认为是癌症产生的基础疾病 [8, 13]。为明确胃炎的病因，在世界范围内进行了许多研究，这些病因被认为也引发胃炎相关疾病，包括消化性溃疡和胃癌等。不幸的是，发现幽门螺杆菌并证明它是胃炎的主要原因，被淹没于关于胃炎的大量数据中。这一新发现吸引了许多新的幽门螺杆菌研究者，但他们似乎并不了解先前的相关研究。此外，大多数早期关于胃癌和幽门螺杆菌的流行病学研究都是基于幽门螺杆菌血清学检测。反观这个研究，因为随着胃黏膜萎缩的进展，幽门螺杆菌血清学检测往往变成阴性，所以这样就会出现误导数据[14-16]。这样，早期的研究大大低估了幽门螺杆菌对胃癌的特异性危险度。虽然早期研究人员先前已确定胃癌与胃黏膜萎缩有很强的联系，但是需要在研究人员发现幽门螺杆菌和胃癌的观察后被"重新发现"。这些研究结果（如幽门螺杆菌与胃癌的关系）没有被用来确认我们长期怀疑的胃炎、胃癌和消化性溃疡的病因，只是被认为具有独特价值，并在最著名的期刊上发表。这样确认幽门螺杆菌是胃癌和消化性溃疡的病因的延迟，导致我们认识到消除幽门螺杆菌可以消除这两种疾病的延迟。

目前人们普遍认为，胃癌最常见的病因是幽门螺杆菌感染，主要危险因素是萎缩性胃炎的形成[8,17-19]。影响幽门螺杆菌感染和（或）萎缩性胃炎的因素可影响胃癌的发病率。在按年龄组分析时，环境因素，如饮食或幽门螺杆菌感染，对胃病的发病率和发病模式的影响应该得到重视[20]。随着时间的推移，获得清洁水和改善卫生设施的机会越来越多，导致与上一代人相比，年轻一代的幽门螺杆菌感染率降低[18]。此外，幽门螺杆菌胃炎的解剖模式（全胃炎还是胃窦为主）导致不同的疾病表现。全胃炎伴萎缩表现为胃溃疡和胃癌，胃窦为主的胃炎表现为十二指肠溃疡。因此，19世纪末和20世纪初西方国家从以胃溃疡和胃癌为主的疾病模式转变为十二指肠溃疡，表明胃炎模式发生了变化[18]。与此相反，20世纪后半段胃癌以及胃和十二指肠溃疡发病人数的总体下降反映了幽门螺杆菌流行率的逐渐下降[18]。

2.3 胃癌的连续发展过程

1975年，Correa描述了从浅表性胃炎、萎缩性胃炎、肠上皮化生、不典型增生，最后是胃癌的发展过程[21,22]。他将胃炎的基本型称为"多灶性萎缩性胃炎"。现在人们认识到，他对多灶性过程的描述与他确定肠化生模式的方法有关（例如，蔗糖酶活性的染色）（图2.1）。虽然多灶性染色可以鉴定肠化生，但它不能识别幽门腺或假幽门腺化生，即最早出现萎缩的被称为潜在萎缩的小片区域[23,24]。现在通过对胃体黏膜进行解痉多肽表达化生（spasmolytic polypeptide，SPEM）免疫组织化学染色，幽门腺化生很容易从组织学上识别[25]。在SPEM免疫组化阳性的黏膜出

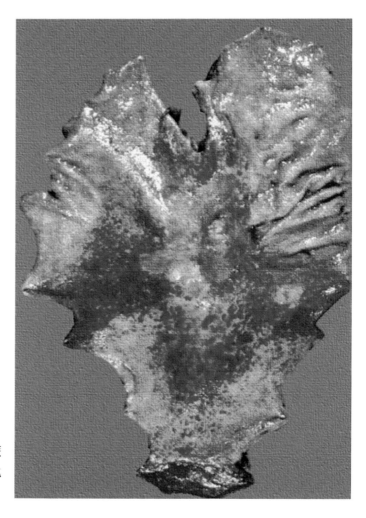

图 2.1　胃手术切除标本蔗糖酶染色发现多灶性肠化生

现岛状肠化生灶，胃癌将在这片黏膜中产生（图 2.2）[23, 24]。现在最好将胃癌的连续发展过程描述为幽门螺杆菌感染、浅表性胃炎、萎缩性胃炎、上皮化生、黏膜内肿瘤，最后是浸润性癌症。大多数人不再认为单纯肠化生会演变成胃癌。然而，我们仍不了解胃癌干细胞来源[26]。但胃体黏膜萎缩及壁细胞减少导致胃酸过少或缺乏，形成胃癌发生的微环境[13, 27]。这一点却相对确定胃体广泛萎缩也导致主要产生胃蛋白酶原（primarily produce pepsinogen，PG）Ⅰ的主细胞数量减少。血清 PG Ⅰ 水平低于 70 μg/L 或 PG Ⅰ /PG Ⅱ 比值小于 3 被广泛用作严重萎缩性胃炎累及胃体的生物标志物[28, 29]。

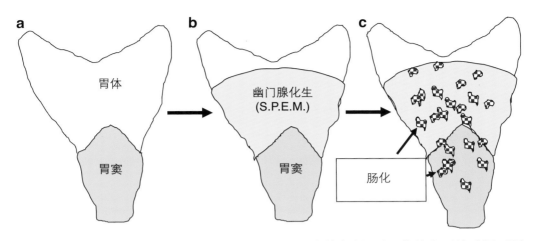

图 2.2　胃窦黏膜（黄色）（a）或假幽门腺化生（浅黄色）（b）。萎缩向近端进展至胃体，使用解痉多肽表达化生（SPEM）的免疫组织化学染色，小片区域的假幽门腺化生很容易从组织学上识别出来。岛状肠化生（蓝色阴影）随后在这些小片中产生，随着时间的推移可能会扩大（c）

　　萎缩的严重程度和范围现在通常使用五点量表（0~4）分级、胃炎评估操作环节（Operative Link for Gastritis Assessment，OLGA）或胃肠道化生评估（Gastric Intestinal Metaplasia Assessment，OLGIM）分期系统进行分类，用于癌症风险分层[30, 31]。OLGIM 系统对胃体和胃窦肠化生的严重程度进行了分期。与 OLGA 相比，OLGIM 系统已被报道显示出更好的观察者间一致性[30]。评分 3 分或 4 分与胃癌的风险显著增加有关[31]。更高的 OLGA 分期也被证明与 PG Ⅰ/PG Ⅱ 比值测试的结果相关。肠上皮化生是一种容易识别的萎缩表现，在正确的情况下，应该对高危人群进行监测，以发现严重萎缩[28]。相反，无背景萎缩的局灶性胃肠化生也可在黏膜损伤后发展，与胃癌风险升高无关[29]。

2.4　萎缩性胃炎、肠化生和胃癌风险

　　在世界范围内，胃癌风险反映了萎缩性胃炎的患病率和发病年龄[17]。例如，瑞典的一个队列研究发现，非萎缩性胃炎的每年胃癌发病率为 20/100 000 人年，萎缩性胃炎的每年发病率为 100/100 000 人年，发病率最高的人群是患有肠上皮化生（129/100 000 人年）和黏膜内肿瘤

（263/100 000 人年）[32]。美国的一个队列研究调查了加利福尼亚州北部 4146 例有肠化生的萎缩性胃炎患者，胃癌的发病率为 72/100 000 人年，风险是一般人群的 2.6 倍[33]。低级别黏膜内肿瘤患者胃癌发病率上升至 767/100 000 人年。南加州的一项类似研究显示，存在肠上皮化生的萎缩性胃炎患者中，胃癌的标准化发病率升高至 172/100 000 人年，而对照人群为 9.67/100 000 人年[34]。萎缩性胃炎患胃癌的风险在非白种人中尤其高。北加利福尼亚的研究发现，经年龄和幽门螺杆菌感染因素校正后，在西班牙裔中萎缩性胃炎是胃癌的独立危险因素[33]。

2.5　全球胃癌流行病学

1975 年，胃癌是全世界最常见的癌症[35]。此后，胃癌发病率有所下降。现在，胃癌是世界上第五大最常见的癌症，也是第三大最常见的癌症死亡原因［根据 WHO 国际癌症研究机构（International Agency for Research on Cancer，IARC）2012 年的数据］[35]。由于改善饮食和食物储存（降低盐摄入和食用更多的新鲜水果、蔬菜和维生素 C）[36, 37]、减少吸烟[37]、改善卫生和减少幽门螺杆菌感染的传播[38]，胃癌发病率似乎正在下降。

早在 1915 年，人们对胃癌的风险认识并不统一，但发现在以素食为主的人群中发生率低[1]。例如，在印度进行的 1000 例尸检中，只有 1 例胃癌。1882—1903 年在巴基斯坦 Lahore 的 Mayo 医院的 396 例癌症患者中，没有胃癌[1]。

图 2.3 至图 2.7 按国家分列了从 2012 年起 74 岁男性胃癌的累积终身风险。列出的癌症发病率来自 WHO IARC GLOBOCAN 项目。该项目是 184 个国家癌症发病率的最高质量数据[35]。2012 年 GLOBOCAN 对癌症发病率的估计是基于五大洲癌症发病率第九卷（1998—2002 年）和第十卷（2003—2007 年）[39, 40]。此外，图 2.7 显示的高危人群胃癌发病率是根据五大洲癌症发病率第八卷（1993—1997 年）和第十卷（2003—2007 年）[40, 41]。

对于 2012 年和 1997 年有数据的所有国家，除乌干达、阿尔及利亚、古巴、中国、越南、印度和丹麦外，胃癌风险随着时间的推移而降低。胃癌累积终身风险最高的是非洲的留尼汪、毛里求斯和肯尼亚（图 2.3），

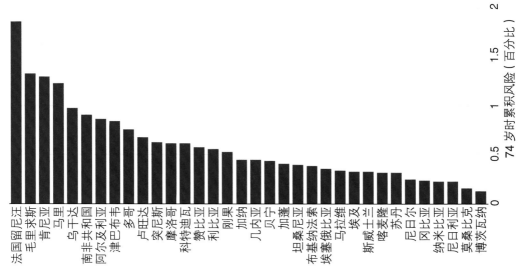

图 2.3　2012 年非洲国家男性达到 74 岁时罹患胃癌的累积终身风险 [35]

中美洲和南美洲的智利、危地马拉和哥斯达黎加（图 2.4），亚洲的韩国、蒙古和日本（图 2.5），以及欧洲的白俄罗斯、俄罗斯和阿尔巴尼亚（图 2.6）。74 岁的终身风险在大多数非洲国家仍然不到 1%。而在大多数欧洲和美国国家，这一风险在 0.5%～3%。一些累积胃癌风险最高的亚群体如图 2.7 所示。胃癌发病率最高的是中国、日本和韩国的特定县，中国阳城县累积风险最高为 22%。

2.6　癌症发病率和死亡率报告的质量

　　癌症发病率和死亡率报告的质量随着时间的推移而变化，胃癌流行病学数据的质量仍因国家而异。早在 19 世纪和 20 世纪大部分时间，胃癌的报告和数据收集都不规范。在那个时代，胃癌统计数据依赖于尸检得出的可收集统计数据。报告可能有偏倚基于是谁进行了尸检（因社会经济或其他因素而异），哪些尸检被记录下来（例如，人口死亡与医院特有的死亡），哪些尸检可能没有反映人口一级的疾病模式。此外，早期文献中引用的死亡原因可能有不准确的癌症相关死亡分类（例如，死亡原因记录为恶病质而不是胃癌）。

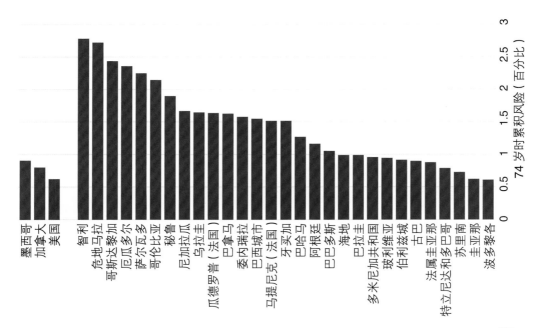

图 2.4 2012 年北美洲和中／南美洲国家男性 74 岁时罹患胃癌的累积终身风险[35]

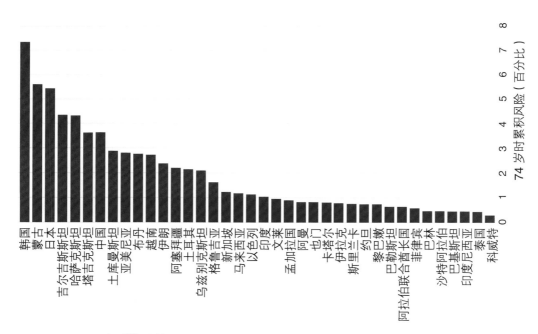

图 2.5 根据[35]计算的 2012 年亚洲国家的 74 岁以下男性胃癌累积终身风险

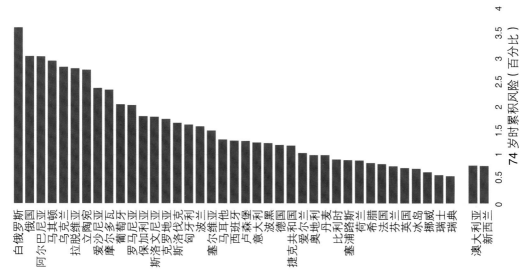

图 2.6　根据[35]计算的 2012 年欧洲和大洋洲国家的 74 岁以下男性胃癌累积终身风险

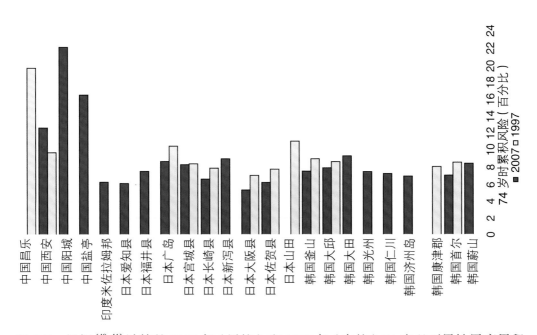

图 2.7　根据[40, 41]计算的 2007 年（黑柱）和 1997 年（白柱）74 岁以下男性胃癌累积终身风险的亚洲国家亚群

在解释胃癌发病率时，必须考虑背景人群的年龄结构。由于大多数胃癌发生在 60 岁之后，因而预期寿命较短的人群预计胃癌发病率较低。这一现象可能部分解释了在非洲国家观察到的低发病率。此外，在预期寿命较短的人口中，不调整年龄的统计结果主要是老年人群中，可能会明显低估疾病的总发病率。

WHO 报告的癌症发病率是年龄标准化的，以便能够在不同群体和不同时间段之间进行比较。然而，各国癌症发病率数据的质量差异很大。一些国家提供了来自大于 50% 的人口（如美国）的高质量数据，其他国家则有来自小于 10% 的人口（如中国）的高质量数据。一些发展中国家只有质量较低的区域数据（如肯尼亚）。因此，由于癌症报告的标准化在各国之间差异很大，所以估计癌症发病率的不确定性可能存在。

2.7　结语

胃癌统计报告的不确定性导致解释胃癌模式的时间趋势方面存在一定的局限性。在过去的 30 年中，WHO IARC 提供了高质量的胃癌数据，但每个国家报告的数据质量仍然存在差异。胃癌是 1975 年以前癌症相关死亡的主要原因。从那时起，胃癌的发病率在全球范围内一直在下降，这可能是由于饮食和食物储存的改善、吸烟的减少和幽门螺杆菌传播的减少所致。目前，韩国、蒙古和日本患胃癌的终身风险最高。根除幽门螺杆菌最终将使胃癌成为一种罕见的疾病[42]。

致谢：Graham 博士的贡献部分支持来自位于德州医疗中心消化疾病中心获得的编号为公共卫生服务部 DK56338 基金的资助。该基金由退伍军人事务部研究和发展办公室医疗研究服务部拨款。

声明：Graham 博士是 Red Hill 生物制药公司关于新型幽门螺杆菌治疗的顾问，并获得了幽门螺杆菌培养的研究支持，是一项关于抗细菌治疗克罗恩病的国际研究的 PI。他也是 BioGaia 公司益生菌治疗幽门螺杆菌感染和武田公司治疗幽门螺杆菌的顾问。Tan 医生和 Balakrishnan 没有任何相关声明。

参考文献

1. Hoffman FL. The mortality from cancer throughout the world. Newark: Prudential Press; 1915.

2. Jemal A, Siegel R, Ward E, et al. Cancer statistics, 2007. CA Cancer J Clin. 2007; 57: 43-66.

3. Rielgel F. Carcinoma of the stomach. In: Stockton CG, editor. Diseases of the stomach in Nothnagel's encyclopedia of practice of medicine. Nothnagel's practice. Philadelphia: W.B. Saunders & Company; 1903. p. 644.

4. Williams WR. The increase of cancer, and its concomitants. In: Williams WR, editor. The natural history of cancer. New York: William Wood and Company; 1908. p. 55.

5. Haberlin H. Uber verbreitung und aetiologie des magenkrebses. Ueber neue diagnostische Humsmittel beim magenhkrebs. Arch F Klin, Med; Xlv. 1889.

6. Faber K. Chronic gastritis: its relation to achylia and ulcer. Lancet. 1927; 2: 902-7.

7. Faber K. Gastritis and its consequences. Paris: Oxford University Press; 1935.

8. Graham DY, Asaka M. Eradication of gastric cancer and more efficient gastric cancer surveillance in Japan: two peas in a pod. J Gastroenterol. 2010; 45: 1-8.

9. Hurst AF. Schorstein lecture on the precursors of carcinoma of the stomach. Lancet. 1929; 214: 1023-8.

10. Bockus HL. Carcinoma of the stomach. In: Bockus HL, editor. Gastroenterology, vol. 1. Philadelphia: W.B. Saunders Co.; 1963. p. 748.

11. von den Velden R. Ueber vorkommen und mandgel der freien salzsaure in magensaft bei gastrektasie. Deutsches Arch F Klin Med. 1879; 23: 369-99.

12. Comfort MW, Vanzant FR. Gastric acidity in carcinoma of the stomach. Am J Surg. 1934; 26: 447-56.

13. Comfort MW. Gastric acidity before and after development of gastric cancer: its etiologic, diagnostic and prognostic significance. Ann Intern Med. 1951; 36: 1331-48.

14. Kikuchi S, Nakajima T, Kobayashi O, et al. Effect of age on the relationship between gastric cancer and Helicobacter pylori. Tokyo Research Group of Prevention for Gastric Cancer. Jpn J Cancer Res. 2000; 91: 774-9.

15. Masci E, Viale E, Freschi M, et al. Precancerous gastric lesions and Helicobacter pylori. Hepatogastroenterology. 1996; 43: 854-8.

16. Urita Y, Hike K, Torii N, et al. Serum pepsinogens as a predicator of the topography of intestinal metaplasia in patients with atrophic gastritis. Dig Dis Sci. 2004; 49: 795-801.

17. Graham DY. Helicobacter pylori infection is the primary cause of gastric cancer. J Gastroenterol. 2000; 35(Suppl 12): 90-7.

18. Graham DY. History of *Helicobacter pylori*, duodenal ulcer, gastric ulcer and gastric cancer. World J Gastroenterol. 2014; 20: 5191-204.

19. Graham DY, Shiotani A. The time to eradicate gastric cancer is now. Gut. 2005; 54: 735-8.

20. Wang C, Weber A, Graham DY. Age, period, and cohort effects on gastric cancer mortality. Dig Dis Sci. 2015; 60: 514-23.

21. Correa P, Haenszel W, Cuello C, et al. A model for gastric cancer epidemiology. Lancet. 1975; 2: 58-60.

22. Correa P, Cuello C, Duque E, et al. Gastric cancer in Colombia. Ⅲ. Natural history of precursor lesions. J Natl Cancer Inst. 1976; 57: 1027-35.

23. El-Zimaity HM, Ota H, Graham DY, et al. Patterns of gastric atrophy in intestinal type gastric carcinoma. Cancer. 2002; 94: 1428-36.

24. Graham DY, Kato M, Asaka M. Gastric endoscopy in the 21st century: appropriate use of an invasive procedure in the era of non-invasive testing. Dig Liver Dis. 2008; 40: 497-503.

25. Schmidt PH, Lee JR, Joshi V, et al. Identification of a metaplastic cell lineage associated with human gastric adenocarcinoma. Lab Invest. 1999; 79: 639-46.

26. Graham DY. *Helicobacter pylori* update: gastric cancer, reliable therapy, and possible benefits. Gastroenterology. 2015; 148: 719-31.

27. Miftahussurur M, Yamaoka Y, Graham DY. *Helicobacter pylori* as an oncogenic pathogen, revisited. Expert Rev Mol Med. 2017; 19: e4.

28. Correa P, Piazuelo MB, Wilson KT. Pathology of gastric intestinal metaplasia: clinical implications. Am J Gastroenterol. 2010; 105: 493-8.

29. El-Zimaity HMT, Gutierrez O, Kim JG, et al. Geographic differences in the distribution of intestinal metaplasia in duodenal ulcer patients. Am J Gastroenterol. 2001; 96: 666-72.

30. Capelle LG, de Vries AC, Haringsma J, et al. The staging of gastritis with the OLGA system by using intestinal metaplasia as an accurate alternative for atrophic gastritis. Gastrointest Endosc. 2010; 71: 1150-8.

31. Rugge M, Meggio A, Pennelli G, et al. Gastritis staging in clinical practice: the OLGA staging system. Gut. 2007; 56: 631-6.

32. Song H, Ekheden IG, Zheng Z, et al. Incidence of gastric cancer among patients with gastric precancerous lesions: observational cohort study in a low risk Western population. BMJ. 2015; 351: h3867.

33. Li D, Bautista MC, Jiang SF, et al. Risks and predictors of gastric adenocarcinoma in patients with gastric intestinal metaplasia and dysplasia: a population-based study. Am J

Gastroenterol. 2016; 111: 1104-13.

34. Reddy KM, Chang JI, Shi JM, et al. Risk of gastric cancer among patients with intestinal metaplasia of the stomach in a US Integrated Health Care System. Clin Gastroenterol Hepatol. 2016; 14: 1420-5.

35. Ferlay JSI, Soerjomatarm I, Ervik M, et al. GLOBOCAN 2012 v1.0, Cancer incidence and mortality worldwide; IARC CancerBase No. 11 [Internet]. Lyon, France: International Agency for Research on Cancer; 2013.

36. Tsugane S, Akabane M, Inami T, et al. Urinary salt excretion and stomach cancer mortality among four Japanese populations. Cancer Causes Control. 1991; 2: 165-8.

37. Kamada T, Haruma K, Ito M, et al. Time trends in *Helicobacter pylori* infection and atrophic gastritis over 40 years in Japan. Helicobacter. 2015; 20: 192-8.

38. Lee YC, Chiang TH, Chou CK, et al. Association between *Helicobacter pylori* eradication and gastric cancer incidence: a systematic review and meta-analysis. Gastroenterology. 2016; 150: 1113-24.

39. Curado MP, Edwards B, Shin HR, et al. Cancer incidence in five continents, Vol. IX. IARC Sci Publ. 2007; 160: 1-837.

40. Forman D, Bray F, Brewster DH, et al. Cancer incidence in five continents, Vol. X. IARC Sci Publ. 2014; 164: 1-1365.

41. Parkin DM, Whelan SL, Ferlay J, et al. Cancer incidence in five continents, Vol. VIII. IARC Sci Publ. 2002; 155: 1-781.

42. Lee YC, Chiang TH, Liou JM, et al. Mass Eradication *of Helicobacter pylori* to prevent gastric cancer: theoretical and practical considerations. Gut Liver. 2016; 10: 12-26.

第二部分
发 病 机 制

第三章
幽门螺杆菌及其与胃肠病相关的毒力因子

Evariste Tshibangu Kabamba，Yoshio Yamaoka 著

石岩岩 译 李 渊、次仁央金 审校

摘要：幽门螺杆菌是一种在世界范围内广泛传播的细菌，目前仍在感染超过一半的人类。这种细菌与严重的人类疾病比如胃癌有密切的关系。只有少数受感染的人发展成最严重的临床结局，研究者在确定和了解能够预测细菌毒力的因子方面做了很多重要的工作。本章对世界上经过几十年深入研究所发现的毒力因子的主要特性进行了讨论。在流行病学研究和实验室探索发现的数十种候选毒力因子中，*cag* 致病岛、VacA以及一些外膜蛋白如 BabA 目前研究得最多。近期发现的许多其他候选毒性因子越来越受到关注，如丝氨酸蛋白酶 HtrA 和幽门螺杆菌相关的前噬菌体。幽门螺杆菌菌种的毒力是相关研究中最有活力的话题，尤其是随着基因组序列的获得这一话题更为引人注目。因此，我们将尝试重点讲解与每一个所讨论的幽门螺杆菌毒力因子直接相关的、最新的研究结果。

关键词：幽门螺杆菌·毒力因子·*cag* 致病岛·VacA·外膜蛋白·HtrA·前噬菌体

3.1 导言

幽门螺杆菌是感染人类胃黏膜的一种革兰氏阴性细菌。实际上，这种细菌在 20 世纪 80 年代首次被发现与慢性胃炎相关[1]。后来它被认为

与更严重的胃部疾病包括胃癌有因果关系，而胃癌是最常见的消化系统肿瘤，也是世界范围内造成癌症死亡和经济消耗的第二大原因[2]。大型流行病学研究如 Uemura N 等报道幽门螺杆菌感染个体胃癌发病率较高，证实了幽门螺杆菌在胃癌发生中的作用。这些大型流行病学研究进一步验证了先前发表的报道[3-5]。自 1994 年以来，这种细菌已经被 WHO 定义为Ⅰ类致癌物，幽门螺杆菌的根治已经成为一种预防胃癌的有效策略[6]。然而，广泛的研究证明幽门螺杆菌的流行率与世界上胃癌的分布并不匹配，只有不到 1% 的感染者有可能发展成胃癌[2]。为了阐明这些观察，研究者开展了大量研究，以确定细菌的哪些组分决定了感染患者的临床结局。这些细菌组分被称为毒力因子。自 20 世纪 90 年代以来，毒力因子成为幽门螺杆菌相关领域的研究热点，其目的是阐明幽门螺杆菌感染的发病机制，解释或预测发生胃癌和消化性溃疡等严重胃、十二指肠疾病的风险。因此，目前认为幽门螺杆菌感染的致病机制是由多种毒力因子通过易化定植、诱导炎症以及宿主细胞损伤所驱动的。因此，幽门螺杆菌毒力因子的研究有助于更好地了解胃癌风险的分布，并影响针对疾病负担的有效保健措施的分配。在幽门螺杆菌中发现了一些候选毒力因子。本章对幽门螺杆菌最重要的毒力因子进行了简要概述。我们尝试总结迄今为止所发现的每个毒力因子的生物学活性和流行病学作用。

3.2　CagA 和 *cag* 致病岛

cag 致病性岛（pathogenicity island，PAI）是一个约 40 kb 的基因组插入片段，它可能是水平获取并整合到部分幽门螺杆菌菌株的染色体谷氨酸外消旋酶基因中。它编码大约 30 个基因。这些基因在一些菌株中通过一种新的插入序列（IS*605*）或者在少数菌株中通过一个插入的染色体序列，被分成右段（*cag*Ⅰ）和左段（*cag*Ⅱ）[7]。研究发现位于 *cag* PAI 内的基因共同编码一个刚性注射器样元件，称为 *cag* Ⅳ型分泌系统（*cag* type Ⅳ secretion system，*cag*-T4SS），包括一个细胞毒素相关基因 A 蛋白效应体（cytotoxin-associated gene A protein effector，CagA）（图 3.1a）。编码 CagA（*cagA*）的基因定位于 *cag* PAI 的末端，被认为是幽门螺杆菌菌株中存在 *cag* PAI 区域的分子标记。CagA 是一种具有免疫原性的 120 ~ 140 kD 细胞效应器，可以通过 *cag*-T4SS 转运到宿主细胞中。在进入宿主

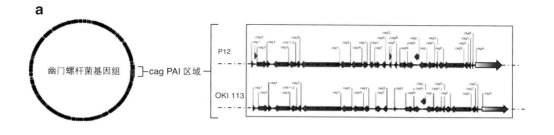

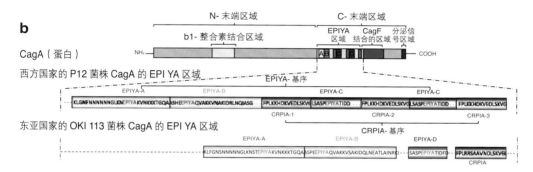

图 3.1 幽门螺杆菌菌株 P12 和 OKI 113 中 *cag* PAI（a）和 CagA 蛋白（b）的总体结构。（a）*cag* PAI 区域的结构（约 37 kb）。这个区域包含 28 个编码 *cag*-T4SS 的基因，包括 CagA 蛋白效应器。（b）CagA 蛋白质的结构（约 1214 个氨基酸残基）。CagA 的 N 末端含有一个 β 整合素结合区域，C 末端区域包括 EPIYA 区域、与分泌伴侣 CagF 结合的区域以及 C 末端分泌信号。在来自西方国家的幽门螺杆菌菌株中，EPIYA 区域可能包含 EPIYA ABCC 基序和三个 MKI/CM/CRPIA 基序，比如幽门螺杆菌 P12 菌株（NC_011498.1）。但是，来自东亚国家的典型菌株有 EPIYA ABD 基序和一个 MKI/CM/CRPIA 基序，比如幽门螺杆菌株 OKI 113（NC_020508.1）

细胞后，CagA 与大量细胞信号通路相互作用，包括致癌通路[8]。自从 20 世纪 90 年代首次被报道以来，阐明 CagA-*cag* PAI 串联序列的生物学功能和流行病学作用已经引起了研究人员的关注，目前已成为研究最多的幽门螺杆菌毒力因子。

实际上，当 20 世纪 90 年代特别是西方国家的流行病学研究发现 CagA 蛋白（和 *cag* PAI）在胃癌发展中的主要作用时已经迈出了重要的一步[9-11]。因此，经证明产生 CagA 蛋白的幽门螺杆菌菌株（认为是 *cagA* 阳性菌株）比不产生该蛋白的菌株（认为是 *cagA* 阴性菌株）更具致病性[12]。后来，这些结果使绘制全球胃癌风险地图成为可能[2]。然而，在东亚，胃癌的发病率一直是世界上最高的，大多数幽门螺杆菌菌株都有 *cagA* 基因，与疾病无关[13]。为了更准确地解释胃癌发病率的地理分布趋势，研究者首次对 CagA 3′ 区域内的序列变异进行了描述[14, 15]。实际上从最初的描述来看，不同菌株 CagA 的大小不同，其机制涉及该蛋白质的基因内的重复区域[16]。我们发现这些变异是由于谷氨酸 - 脯氨酸 - 异亮氨酸 - 酪氨酸 - 丙氨酸（EPIYA）基序及其侧翼序列的重复从而区分了西方和东亚菌株，并建立了一种解释世界范围内胃癌风险分布的分子工具[2, 15]。因此，已确定在 CagA 的 EPIYA- 重复区域有 4 个不同的 EPIYA 片段，包括 EPIYA-A、EPIYA-B、EPIYA-C 和 EPIYA-D，每一个都包含一个单一的 EPIYA 基序（图 3.1b）[2]。西方幽门螺杆菌分离株的 CagA EPIYA- 重复区域排列为 EPIYA-A、EPIYA-B 和 EPIYA-C 片段（ABC 型 CagA，传统上称为西方 CagA）。东亚幽门螺杆菌分离株的 CagA 包括 EPIYA-A、EPIYA-B 片段以及 EPIYA-D 片段，而不是可重复的 EPIYA-C 片段。所以东亚 CagA 的 EPIYA 重复区域是由 EPIYA-A、EPIYA-B 片段以及 EPIYA-D 片段组成的（ABD 型 CagA，传统上称为东亚 CagA）[15, 17]。Hagashi 等对 EPIYA 片段的生物学功能进行了阐述[18]。实际上，通过使用 CagA 的一系列 EPIYA 突变体，研究者发现 SHP-2 特异性地结合到酪氨酸磷酸化的 EPIYA-C 或 EPIYA-D 片段。这一起点引领了 CagA 进入宿主细胞后生物活性研究的当前模型。这个模型显示移位的 CagA 通过多个受体激酶（c-Met 和 EGFR）和非受体激酶（Src、Abl、Csk、aPKC、Par1、PI3K、Akt、FAK、GSK-3、JAK、PAK1、PAK2 和 MAP 激酶）改变了人胃上皮内高度复杂的信号通路，操纵细胞黏附和极性、凋亡、炎症或细胞周期进程[8]。从根本上讲，位于 EPIYA-D 片段酪氨酸磷酸化位点的序列，与 SHP-2 的 SH2 结构域一致的高亲和结合序列完美匹配，而 EPIYA-C 片段的酪氨酸磷酸化位点，与一致序列的 pY+ 5 位点有单个氨基酸序列不同。因此，与包含 EPIYA-C 片段的西方 CagA 相比，包含 EPIYA-D 片段的东亚 CagA 表现出更强的 SHP-2 结合力[18, 19]。在一些西方菌株中，EPIYA-C 片段是由 2 ~ 3 个重复的不同串联组成，表现出不同程度的疾病风险[17]。具有较多 EPIYA-C 片段的细菌与 SHP-2 相互作用的活性更强，与癌前病变和胃癌的相关性更强[17, 19, 20]。因此，Nagase 等根据

EPIYA-C 串联结构，将西方 CagA 分为由单个 EPIYA-C 片段组成的Ⅰ型西方 CagA（约占西方菌株的 70%）和包含多个 EPIYA-C 片段的Ⅱ型西方 CagA[21]。对 CagA 重复区域的进一步分析确定了一个独特的 J- 西方型 CagA 亚型，特别是在东亚的菌株中具有一个西方型 CagA[22]。总体流行病学研究显示从 ABD、ABCCC、ABCC 到 ABC- 型 CagA，胃癌发生风险逐渐降低[2]。

　　另外，学者还深入研究了在 cag PAI 区域内调控 cagA 功能的完整结构和分子机制。实际上 cagA 分子具有独特的结构，与数据库中任何已知的蛋白质都没有序列同源性。最近的研究进一步揭示了其 N- 末端的晶体结构[23]。因此，CagA 的 N- 末端结构化部分是由几个结构域组成的，并具有整合素结合区[23, 24]。非结构化的 C- 末端区域显示了众所周知的重复片段，包含所谓的 EPIYA 和 CM（CagA 多聚化）或 CRPIA（负责磷酸化非依赖活性的保守重复）基序，以及与分泌伴侣 CagF 和 C- 末端分泌信号结合的区域（图 3.1b）[25]。此外，最近 Ferreira 等[27]对之前已报道的 cagA 启动子区域[26]进行了进一步的描述。如此一来，已经阐明位于启动子区域的功能基序（+59 AATAAGATA 和 -10 TATAATGA 基序）。这一功能基序与 CagA 表达水平、受感染胃细胞系的白介素 -8（IL-8）分泌以及严重的临床结局有关[27]。由于这些序列变异区分了来自欧洲和非洲的哥伦比亚菌株之间胃癌风险的不同水平，因此在今后讨论中应扩展到来自其他地理区域的菌株。另一个与 cagA 相关的重要特征是在菌株中发现的拷贝数。Jang 等研究表明，幽门螺杆菌分离株可携带多种 cagA 串联拷贝，这影响 CagA 的表达和活性，并可能影响胃病的发展[28]。与 Jang 等的研究结果一致，Draper 等的研究也表明，在使用名为 PMSS1 和 SS1 这两株关系紧密的菌株时，cagA 的数量是动态变化的，并调节着 CagA 的活性[29]。因此，未来的流行病学研究不仅要设法完善 CagA（EPIYA 和 CM/CRPIA 基序）的序列变异，还要研究与 CagA 生物学效应相关的完整 cag PAI/T4SS 的功能、cagA 启动子变异，以及作为预测疾病风险的一项有用指标的 cagA 拷贝数。同样，一种能精确定量测定 CagA 易位入宿主细胞的 β- 内酰胺酶依赖的报告系统已被幸运地开发出来[25]。这种不依赖于磷酸化的检测方法为进一步了解幽门螺杆菌 cag-T4SS 以及易位 CagA 的数量的体内功能或流行病学作用开启了大门。

3.3 空泡细胞毒素

另一个被广泛研究的毒力因子是一种叫做空泡细胞毒素 A（vacuolating cytotoxin，VacA）的外毒素，最初因其诱导宿主细胞空泡化的能力而命名。在它被发现的时候，其他具有类似活性的细菌毒素还没有被描述过。因此，人们对其功能和结构进行了许多研究[30]。实际上，VacA 结构包括一个与细胞毒性相关的 33 kD 的 N- 端结构域和一个与细胞表面受体结合的 55 kD 的 C- 端结构域[31]。尽管几乎所有幽门螺杆菌菌株存在 vacA 基因，但当它的三个区域包括信号肽（s1 和 s2 变异体）、中间（i1、i2 和 i3 变异体）和中间区域（m1 和 m2 变异体）组合不同时，蛋白质分子内发现的等位基因多态性显示出临床意义和毒性。最近报道了两个新的多态性位点——缺失位点（d1 和 d2 变异体）和 c 区（c1 和 c2 变异体）位于 VacA 的 3′ 端区域（图 3.2）[32]。与前面描述的位点相似，这两个新区域的一些变异与胃癌的高风险相关[33, 34]。然而，尚未明确不同 VacA 功能区域的生物学功能。从全球来看，VacA 被认为是一种具有多效性作用的多受体蛋白，包括膜去极化、线粒体功能障碍、自噬、激活丝裂原活化蛋白激酶、抑制 T 细胞功能和诱导凋亡[35]。这些功能有助于幽门螺杆菌的持续定植，并且是一些上消化道疾病的发病机制。最近对 VacA 相关的通路和功能有进一步的报道。Amilon 等描述了一种茎环结构 5′ 非翻译区，可影响 vacA 的转录，并导致 VacA 的高表达和毒性[36]。

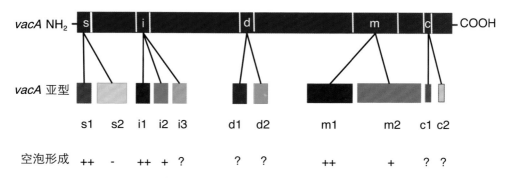

图 3.2 目前所描述的 VacA 序列等位基因多态性。VacA 结构包括五个序列多样性区域，分别是信号（s）、中间（i）、中间区域（m）、缺失（d）和 c 区域（c）。VacA 的空泡化活性因等位基因的不同而不同。在体外，vacA s1/m1/i1 等位基因比 s2/m2/i2 的空泡形成活性更高。新的多态区，c、d 区，以及 i3 亚型的功能尚未被研究

功能性 VacA 可定位在非消化部位——肺，提示 VacA 通过 IL-8 和 IL-6 诱导在呼吸系统疾病的发病机制中发挥作用[37]。接着，作用或调节 VacA 诱导细胞凋亡的新的宿主因子已被报道。Yahiro 等描述了 VacA 通过联接蛋白 43（Cx43）的细胞质积累诱导凋亡的新信号通路。Cx43 是一种普遍存在的参与缝隙连接和细胞 - 细胞通道形成的联接蛋白家族成员[31]。此外，Chang 等发现一种肌动蛋白结合蛋白——皮层肌动蛋白在调控 VacA 诱导的细胞凋亡中发挥作用[38]。

3.4　外膜蛋白

幽门螺杆菌含有很多外膜蛋白（outer membrane protein，OMP），目前预测有 64 个。它们可能在细菌黏附胃黏膜中起作用，被分为 5 个同源基因家族（图 3.3）[39]。

研究最多的外膜蛋白属于螺杆菌外膜蛋白（Helicobacter outer membrane proteins，Hop）家族，如 Hop S（目前为 BabA）、Hop P（或 SabA）、Hop H（或 OipA）、Hop C/B（或 AlpA/B）、Hop Z 和 Hop Q。从

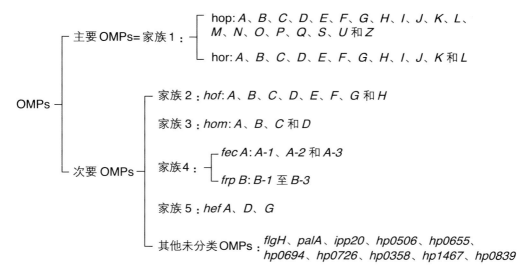

图 3.3　Alm 等报道的幽门螺杆菌外膜蛋白分子的分类[39]。幽门螺杆菌中有一个很大的外膜蛋白集，预测至少有 64 个外膜蛋白，分为 5 个共生同源基因家族。这张图总结了已报道的主要外膜蛋白，但没有展示一些假定的外膜蛋白。这些蛋白可能是黏附素或孔蛋白，可能与宿主或细胞外环境相互作用

全球角度来看，幽门螺杆菌菌株的 OMP 情况与其他革兰氏阴性菌有显著差异，因为它异常丰富（由约 4% 的细菌基因组编码），且没有主要的外膜蛋白占主导地位，而是观察到相当多的低丰度的外膜蛋白[39]。单独来看，OMP 基因（如 SabA 基因）是存于幽门螺杆菌基因组中结构最多样的基因之一[39]。近年来，外膜蛋白在细菌进化和致病性中发挥重要作用的证据已经越来越多。一些外膜蛋白（如 BabA/B、SabA、AlpA/B 和 HopQ）现已被确认为是宿主受体的黏附素（表 3.1）。

　　进化研究表明，幽门螺杆菌充分利用这些外膜蛋白极端的等位基因多样性、遗传变异和功能可塑性，在宿主体内进化并持续存在，最终在人类种群中扩展[40-42]。除了黏附作用外，研究通过分析外膜蛋白与 cag-T4SS 生物学功能的相互作用或对宿主细胞的直接作用，强调了外膜蛋白在细菌毒力中的新作用[43-48]。实际上，从流行病学数据来看，高毒性的幽门螺杆菌菌株常表达这些外膜蛋白以及来自 cag PAI 的蛋白质。这与以下观察结果一致：高致病性菌株特别是编码 cag PAI 的菌株，也同时是拥有大量外膜蛋白的高黏附菌株，甚至具有更高的能力增强胃上皮细胞外膜蛋白配体的表达[49]。因此，黏附素可能确定了胃上皮细胞与细菌的密切接触，而 cag-T4SS 形成胞外鞭毛样结构可使效应蛋白 CagA 易位，诱导致病途径，导致严重的胃十二指肠疾病如胃溃疡和胃癌[48]。

表 3.1　幽门螺杆菌外膜蛋白与相应的迄今为止所知的宿主受体

外膜蛋白	受体
BabA（HopS）	黏蛋白 MUC5B
	凝集素糖蛋白 -340（gp-340）
	富含脯氨酸的糖蛋白，含 Fucα1-2Galβ 基序
	分泌型免疫球蛋白 A，含有聚焦寡糖基序
	唾液凝集素 DMBT1
	Lewis b 血型抗原（Leb）和末端岩藻糖，H1 抗原，A 抗原，B 抗原
	黏蛋白 MUCAC，含 N- 乙酰半乳糖胺 -β-1,4-N- 乙酰氨基葡萄糖
	黏蛋白 MUC1
	黏蛋白 MUC2
SabA（HopP）	唾液酸 Lewis X、唾液酸 Lewis A、Lewis X
HopQ	癌胚抗原相关细胞黏附分子（CEACAM）1、3、5、6
AlpA/B（HopC/B）	胶原蛋白Ⅳ，层黏连蛋白

血型抗原结合黏附素（blood group antigen-binding adhesion，BabA）是研究最多的幽门螺杆菌 OMP。从最初发现开始，BabA 就被确定为一种 OMP，介导细菌黏附于人胃黏膜的胃小凹区 ABO/Lewis b（Le^b）的血型抗原[50, 51]。后来在口腔和胃中发现了一些分子，认为是 BabA 的受体（表 3.1）[50]。*BabA* 基因有两个同源基因——*babB* 和 *babC*。它们定位在不同的染色体位点上，定义为 A、B 和 C[52]。*BabA* 基因甚至可能还存在一个尚未被识别的染色体位点[50, 53]。*BabA* 基因与胃癌和消化性溃疡的风险增加有关，其临床相关性已得到很好的证实。然而，目前对 *babC* 和 *babB* 的功能以及不同位点的作用仍知之甚少[54]。BabA 毒性作用的证据也依赖流行病学数据。数据显示 *babA* 基因与其他毒力基因相关，同时有证据显示 BabA 介导的幽门螺杆菌黏附作用是 *cag*-T4SS 活性的增强剂，诱导促炎细胞因子（如 *CCL5* 和 *IL-8*）和癌前相关因子（如 *CDX2* 和 *MUC2*）[50, 55]。最近，流行病学研究提供了更多的证据，表明 OipA、BabA 和 SabA 的组合与幽门螺杆菌相关性胃癌的诊断具有显著相关性[56]。然而，通过多年来的不懈努力，加上近年来的研究，强调幽门螺杆菌 BabA 的序列、表达和相应的结合表型具有高度的多样性和动态性[57-62]。此外，已有研究表明，*bab* 基因在 5′ 区域存在一些二核苷酸（CT）重复序列，导致相位变化，并使终止密码子提前产生而导致蛋白质框移[63]。与它的同源基因一样，*babA* 基因也能够形成嵌合体蛋白，使蛋白质表达发生变化[50]。因此，在解释流行病学结果时应谨慎，因为上述所有现象都可能影响基因与临床结果之间的关联。Sweeney 和 Guillemin 建议在这类研究的讨论部分应扩展到不同宿主和幽门螺杆菌祖先的 *babA* 序列和表达变异、宿主聚糖以及疾病发病率[59]。

幽门螺杆菌外膜蛋白 Q（Helicobacter outer membrane protein Q，HopQ）是一种 OMP，在最初对幽门螺杆菌进行完整测序后，被预测为 *HP1177* 或 *omp27*，之后被证实确实存在于细菌表面并影响对人上皮细胞的黏附[64]。自从根据 *hopQ I* 等位基因和 *cagA* 基因之间的流行病学关联描述了 *hopQ* 基因的两个等位基因[65, 66]，这个 OMP 就日益引起人们的研究兴趣。因此，E. Belogolova 等通过筛选大量的幽门螺杆菌突变体，鉴定出 HopQ 作为一个非 *cag* PAI 编码的 T4SS 功能辅助因子，对于 CagA 易位和 CagA 介导的宿主细胞反应如蜂鸟表型的形成和细胞分散至关重要。他们的工作还显示，*hopQ* 缺失减少 T4SS 依赖的 NF-κB 激活，诱发 MAPK 信号，并引发宿主细胞 IL-8 的分泌[67]。此外，Jiménez-Soto LF 等研究发现 HopQ 和其他幽门螺杆菌外膜蛋白如 HopI 或 AlpAB，可以限制和控制随后的 CagA 易位进入宿主细胞，而不依赖于 β1 整合素受体[68]。阐明 OMP 与 CagA 易位相互作用的分子机制的相关研究同时证明，*cag* PAI 与来自癌胚抗原相关细胞黏附分子（CEACAM）家族的人受体相互作用，发挥毒力作用，而 HopQ 参与其中。

　　幽门螺杆菌外炎症蛋白 A（H.pylori outer inflammatory protein A，OipA，又称 HopH）是由 HP0638 基因编码到 26695 菌株基因组中的一种 OMP。我们最初描述了该基因及其 IL 诱导的相关功能和临床相关性[69-71]。与 *babA* 基因一样，*oipA* 也被认为是高度可变的基因，其 5′ 编码区存在一些二核苷酸 CT 重复序列（DSRs）。因此，该基因可能发生相位变异，从而改变其阅读框。这些事件导致表型变异，被编码的蛋白质出现"开启"或"关闭"状态转变，导致蛋白质的存在或缺失[71, 72]。我们认为由此产生的表型变异可以解释基因的基因型与临床结局之间的联系[71]。然而，在使用胃上皮细胞系或动物模型时，*oipA* 的黏附功能和诱导促炎反应的能力一直存在争议[73-76]。然而，流行病学研究表明，功能性 OipA 与表达 *cag* PAI 和 *vacA*-s1/m-1 型的高毒株相关[73, 77]。与 OipA 相关的受体仍未被确定，而 OipA 相关的宿主细胞信号已被报道。研究认为 OipA 通过激活表皮生长因子受体（epidermal growth factor receptor，EGFR）/ 局灶黏附激酶（focal adhesion kinase，FAK）、磷脂酰肌醇 -3 激酶（phosphoinositide-3 kinase，PI3K）依赖的 Akt 活化以及 O 类叉头转录因子（FoxO），触发炎症诱导、肌动蛋白重构和细胞凋亡相关通路[78, 79]。最近，通过使用不同浓度的 OipA 分子以及 *oipA* "关""开"和敲除菌株来处理胃细胞系，人们对 OipA 的毒性作用有了新的讨论[80, 81]。在对 OipA 结合特性进行总结的同时，OipA 也表现出毒性作用以及凋亡触发的级联反应，具体为通过信号通路调控 Bax/Bcl-2 蛋白比值和裂解的 caspase-3 水平，进而发生线粒体凋亡级联反应[80]。此外，OipA 也被认为是一种适合的抗幽门螺杆菌感染的口服疫苗候选[82]。我们相信针对 OipA 蛋白的研究对于理解其发病机制并促进有效治疗幽门螺杆菌有很大的潜力。

3.5　十二指肠溃疡促进基因

　　幽门螺杆菌十二指肠溃疡促进基因（duodenal ulcer-promoting gene，*dupA*）包含两个连续的序列——*jhp0917* 和 *jhp0918*，位于细菌基因组的致病性岛可塑区[83-85]，最初描述是在 J99 菌株中[86]。*jhp0917* 基因编码的蛋白质含 475 个氨基酸，但缺少一个与 *virB4* 的 C 末端同源的区域，而 *jhp0918* 基因编码的蛋白质含有 140 个氨基酸，与缺失的 *virB4* 区域同源[83-85]。*dupA* 基因的流行病学作用在研究人员中一直存在争议。事实上，*dupA* 基因（*jhp0917-jhp0918*）最初被报道为十二指肠溃疡发展的一个标记，但其可能与胃癌发展有关的流行病学研究报道并不一致[83, 85, 87-91]。类似地，Shiota 等在一篇系统综述中分析了超过 2466 例患者，证实了 *dupA* 基因对十二指肠溃疡的重要性，尤其是在亚洲国家，但未发现与胃溃疡和胃癌有关联[92]。然而，一些可能影响该基因功能的重要宿主因素可以解释这些争议[90, 93]。此外，目前认为，后来发现的 *dupA* 基因序列多态性与疾病结局的关联非常重要[94]。事实上，*dupA* 基因被聚成短型和长型，这与序列中是否存在可以更好地预测菌株毒力的额外的 600 bp 相关[95]。此外，在 *dupA* 基因序列中发现了几种移码突变，它们可能会改变其产生的蛋白质功能和结构，以及与临床结果的关系[96-98]。尚不完全清楚 *dupA* 基因的生物学功能，它的功能包括最终在可塑性区与其他 *vir* 同源物相互作用，形成类似于 *cag* PAI 的Ⅳ型分泌系统[84]。该基因还可能与胃上皮细胞产生 IL-8 有关，与 DNA 或蛋白质摄取或转移有关，与细菌在低 pH 下存活有关[83, 98, 99]。总的来说，目前有足够的证据可以将 *dupA* 基因与十二指肠溃疡而不是胃癌风险的增加联系起来[94]。

3.6　上皮接触诱导基因

　　上皮接触诱导基因（induced by contact epithelium gene，*iceA*）的两个等位基因家族分别为 *iceA1* 和 *iceA2*[100]，其等位基因 *iceA1* 在幽门螺杆菌与胃上皮细胞接触时表达上调，并与乳糖奈瑟球菌中编码 CTAG 特异性限制性内切酶的 *nlaⅢR* 基因序列同源[100, 101]。在之前的报道中，*iceA1* 基因型与黏膜 IL-8 表达增强和急性胃窦炎症有关[100, 101]。但当时的研究存在争议，因为很难在不同的人群中观察到相同的结论[13, 102-105]。然而，在对含 5357 例患者的 50 项研究进行 Meta 分析时，我们发现，与 *iceA2* 基因型不同，*iceA1* 与消化性溃疡呈正相关，尤其是在西方国家 [106]。直到最近的研究，关于 *iceA1* 临床相关性的数据仍然是有争议的 [107-111]。对 *iceA* 基因仍然需要进一步研究，以帮助理解现有数据之间的差异。

3.7　幽门螺杆菌前噬菌体（H. pylori Prophage）

噬菌体通常是感染细菌的病毒 [112]。噬菌体的相互作用包括进入宿主基因组的插入步骤，这可能导致细菌裂解或前噬菌体驯化。它导致了这些病毒与它们的宿主之间的进化竞赛，因为它们有可能塑造宿主基因组的多样性甚至毒力进化 [113]。在发现幽门螺杆菌不久后，Marshall 等描述了在人胃黏膜中可见细胞内噬菌体样颗粒 [114]。随后的观察发现幽门螺杆菌中的噬菌体相对较少 [115-119]。自从第一次从 MALT 淋巴瘤患者的胃中分离出类似于长尾噬菌体的完整的前噬菌体以来，幽门螺杆菌前噬菌体的假定致病作用又被人们提起 [120]。随后，人们逐渐认识到幽门螺杆菌经常携带前噬菌体序列 [121-123]。A. Kyrillos 等最近通过对 335 株幽门螺杆菌噬菌体同源序列的筛选，发现通过水平基因转移获得的噬菌体相关序列的存在与两种主要毒力因子——CagA 和 VacA 存在相关性 [124]。有报道显示在 1 名胃癌患者分离的 *cag* PAI 阴性菌株的基因组中，存在另一种幽门螺杆菌前噬菌体 [125]。由于非幽门的螺杆菌前噬菌体被认为能够编码抗生素抗性基因和毒力因子 [126]，因此我们可以预测，在不久的将来，幽门螺杆菌前噬菌体的遗传内容和可能的致病作用将受到研究者的特别关注。

3.8　幽门螺杆菌 HtrA

高温必需 A（high-temperature requirement A，*htrA*）基因编码一种丝氨酸蛋白酶，这是幽门螺杆菌感染过程中在胞外环境中释放的。由于细胞外幽门螺杆菌 HtrA 的蛋白水解活性被证明可以裂解细胞黏附蛋白，因此人们对其可能与 CagA 活性的相互作用及其对感染过程的直接影响进行了深入研究 [127, 128]。研究发现肿瘤抑制因子 E-cadherin 是 HtrA 的底物。这一发现强调了 HtrA 活性在幽门螺杆菌诱导的癌变过程中，以及破坏黏附连接从而使细菌跨上皮过程中所起的重要作用 [127]。最近 Schimidt 等进一步阐明了 HtrA 对 E-cadherin 的活性[129, 130]。与此同时，Tegtmeyer 等研究表明，在 992 株幽门螺杆菌临床分离株中 *htrA* 基因位点是保守的，HtrA 的蛋白水解活性对细菌存活至关重要[131]。最后，Harrer 等成功引出幽门螺杆菌 P12 和 26695 株的第二个功能性 *htrA* 基因，通过过表达 HtrA 证实升高的 HtrA 可导致 E-cadherin 裂解、细菌移居，以及将 *cag*-T4SS 效应蛋白 CagA 运送至极化上皮细胞[132]。考虑到所有这些发现，HtrA 蛋白酶提供了一个新的模型，解释了幽门螺杆菌如何进入基底外侧腔室，调动 *cag*-T4SS 并注射癌蛋白 CagA 至宿主细胞中[8, 132, 133]。因此，幽门螺杆菌 HtrA 触发的 E-cadherin 无疑是一种细菌毒性因子。进一步的研究将会强调这个如此重要的毒力因子的流行病学作用。

3.9　结语

我们描述了在幽门螺杆菌毒力相关领域取得的进展，这一领域的发展前景令人着迷。它们的生物活性及其可能的相互联系的复杂性要求我们在相关研究上付出巨大的努力，在解释它们与临床结果的关系时也要谨慎。新毒力因子以及对熟知因子的重要认识也有待发现。我们相信，分子、免疫和全基因组分析方法的应用将提高我们对可能影响幽门螺杆菌毒力和疾病结局的细菌遗传因素的理解和识别，并最终为将来的治疗策略提供基础。

参考文献

1. Marshall BJ, Warren JR. Unidentified curved bacilli in the stomach of patients with gastritis and peptic ulceration. Lancet. 1984; 1(8390): 1311-5. Epub 1984/06/16.

2. Yamaoka Y. Mechanisms of disease: helicobacter pylori virulence factors. Nat Rev Gastroenterol Hepatol. 2010; 7(11): 629-41. Epub 2010/10/13.

3. Uemura N, Okamoto S, Yamamoto S, Matsumura N, Yamaguchi S, Yamakido M, et al. Helicobacter pylori infection and the development of gastric cancer. N Engl J Med. 2001; 345(11): 784-9. Epub 2001/09/15.

4. Talley NJ, Zinsmeister AR, Weaver A, DiMagno EP, Carpenter HA, Perez-Perez GI, et al. Gastric adenocarcinoma and Helicobacter pylori infection. J Nat Cancer Inst. 1991; 83(23): 1734-9. Epub 1991/12/04.

5. Parsonnet J, Friedman GD, Vandersteen DP, Chang Y, Vogelman JH, Orentreich N, et

al. Helicobacter pylori infection and the risk of gastric carcinoma. N Engl J Med. 1991; 325(16): 1127-31. Epub 1991/10/17.

6. Group IW. Schistosomes, liver flukes and Helicobacter pylori. IARC working group on the evaluation of carcinogenic risks to humans. Lyon, 7-14 June 1994. IARC Monogr Eval Carcinog Risks Hum. 1994; 61: 1-241.

7. Censini S, Lange C, Xiang Z, Crabtree JE, Ghiara P, Borodovsky M, et al. cag, a pathogenicity island of Helicobacter pylori, encodes type I-specific and disease-associated virulence factors. Proc Natl Acad Sci USA. 1996; 93(25): 14648-53. Epub 1996/12/10.

8. Tegtmeyer N, Neddermann M, Asche CI, Backert S. Subversion of host kinases: a key network in cellular signaling hijacked by Helicobacter pylori CagA. Mol Microbiol. 2017; 105(3): 358-72. Epub 2017/05/17.

9. Blaser MJ, Perez-Perez GI, Kleanthous H, Cover TL, Peek RM, Chyou P, et al. Infection with Helicobacter pylori strains possessing cagA is associated with an increased risk of developing adenocarcinoma of the stomach. Cancer Res. 1995; 55(10): 2111-5.

10. Parsonnet J, Friedman G, Orentreich N, Vogelman H. Risk for gastric cancer in people with CagA positive or CagA negative Helicobacter pylori infection. Gut. 1997; 40(3): 297-301.

11. Wirth H-P, Beins MH, Yang M, Tham KT, Blaser MJ. Experimental infection of Mongolian gerbils with wild-type and mutant Helicobacter pylori strains. Infect Immun. 1998; 66(10): 4856-66.

12. Yamaoka Y, Kita M, Kodama T, Sawai N, Kashima K, Imanishi J. Induction of various cytokines and development of severe mucosal inflammation by cagA gene positive Helicobacter pylori strains. Gut. 1997; 41(4): 442-51. Epub 1997/12/10.

13. Yamaoka Y, Kodama T, Gutierrez O, Kim JG, Kashima K, Graham DY. Relationship between Helicobacter pylori iceA, cagA, and vacA status and clinical outcome: studies in four different countries. J Clin Microbiol. 1999; 37(7): 2274-9. Epub 1999/06/12.

14. Yamaoka Y, El-Zimaity HM, Gutierrez O, Figura N, Kim JG, Kodama T, et al. Relationship between the cagA 3' repeat region of Helicobacter pylori, gastric histology, and susceptibility to low pH. Gastroenterology. 1999; 117(2): 342-9. Epub 1999/07/27.

15. Yamaoka Y, Kodama T, Kashima K, Graham DY, Sepulveda AR. Variants of the 3' region of the cagA gene in Helicobacter pylori isolates from patients with different H. pylori-associated diseases. J Clin Microbiol. 1998; 36(8): 2258-63. Epub 1998/07/17.

16. Covacci A, Censini S, Bugnoli M, Petracca R, Burroni D, Macchia G, et al. Molecular characterization of the 128-kDa immunodominant antigen of Helicobacter pylori associated with cytotoxicity and duodenal ulcer. Proc Natl Acad Sci U S A. 1993;

90(12): 5791-5.

17. Xia Y, Yamaoka Y, Zhu Q, Matha I, Gao X. A comprehensive sequence and disease correlation analyses for the C-terminal region of CagA protein of Helicobacter pylori. PLoS One. 2009; 4(11): e7736. Epub 2009/11/07.

18. Higashi H, Tsutsumi R, Muto S, Sugiyama T, Azuma T, Asaka M, et al. SHP-2 tyrosine phosphatase as an intracellular target of Helicobacter pylori CagA protein. Science. 2002; 295(5555): 683-6. Epub 2001/12/18.

19. Hatakeyama M. Helicobacter pylori and gastric carcinogenesis. J Gastroenterol. 2009; 44(4): 239-48. Epub 2009/03/10.

20. Hayashi T, Senda M, Suzuki N, Nishikawa H, Ben C, Tang C, et al. Differential mechanisms for SHP2 binding and activation are exploited by geographically distinct Helicobacter pylori CagA oncoproteins. Cell Rep. 2017; 20(12): 2876-90.

21. Nagase L, Hayashi T, Senda T, Hatakeyama M. Dramatic increase in SHP2 binding activity of Helicobacter pylori Western CagA by EPIYA-C duplication: its implications in gastric carcinogenesis. Sci Rep. 2015; 5: 15749. Epub 2015/10/29.

22. Matsuo Y, Shiota S, Matsunari O, Suzuki R, Watada M, Binh TT, et al. Helicobacter pylori cagA 12-bp insertion can be a marker for duodenal ulcer in Okinawa, Japan. J Gastroenterol Hepatol. 2013; 28(2): 291-6.

23. Hayashi T, Senda M, Morohashi H, Higashi H, Horio M, Kashiba Y, et al. Tertiary structure-function analysis reveals the pathogenic signaling potentiation mechanism of Helicobacter pylori oncogenic effector CagA. Cell Host Microbe. 2012; 12(1): 20-33. Epub 2012/07/24.

24. Kaplan-Turkoz B, Jimenez-Soto LF, Dian C, Ertl C, Remaut H, Louche A, et al. Structural insights into Helicobacter pylori oncoprotein CagA interaction with beta1 integrin. Proc Natl Acad Sci U S A. 2012; 109(36): 14640-5. Epub 2012/08/22.

25. Schindele F, Weiss E, Haas R, Fischer W. Quantitative analysis of CagA type IV secretion by Helicobacter pylori reveals substrate recognition and translocation requirements. Mol Microbiol. 2016; 100(1): 188-203.

26. Loh JT, Shaffer CL, Piazuelo MB, Bravo LE, McClain MS, Correa P, et al. Analysis of cagA in Helicobacter pylori strains from Colombian populations with contrasting gastric cancer risk reveals a biomarker for disease severity. Cancer Epidemiol Biomark Prev. 2011; 20(10): 2237- 49. Epub 2011/08/24.

27. Ferreira RM, Pinto-Ribeiro I, Wen X, Marcos-Pinto R, Dinis-Ribeiro M, Carneiro F, et al. Helicobacter pylori cagA promoter region sequences influence CagA expression and interleukin 8 secretion. J Infect Dis. 2016; 213(4): 669-73. Epub 2015/09/25.

28. Jang S, Su H, Blum FC, Bae S, Choi YH, Kim A, et al. Dynamic expansion and contraction of cagA copy number in Helicobacter pylori impact development of gastric disease. MBio. 2017; 8(1): e01779-16. Epub 2017/02/23.

29. Draper JL, Hansen LM, Bernick DL, Abedrabbo S, Underwood JG, Kong N, et al. Fallacy of the unique genome: sequence diversity within single Helicobacter pylori strains. MBio. 2017; 8(1): e02321-16. Epub 2017/02/23.

30. Leunk RD, Johnson PT, David BC, Kraft WG, Morgan DR. Cytotoxic activity in broth-culture filtrates of Campylobacter pylori. J Med Microbiol. 1988; 26(2): 93-9. Epub 1988/06/01.

31. Yahiro K, Hirayama T, Moss J, Noda M. Helicobacter pylori VacA toxin causes cell death by inducing accumulation of cytoplasmic connexin 43. Cell Death Dis. 2015; 6: e1971.

32. Thi Huyen Trang T, Thanh Binh T, Yamaoka Y. Relationship between vacA types and development of gastroduodenal diseases. Toxins. 2016; 8(6): 182.

33. Bakhti SZ, Latifi-Navid S, Mohammadi S, Zahri S, Bakhti FS, Feizi F, et al. Relevance of Helicobacter pylori vacA 3'-end region polymorphism to gastric cancer. Helicobacter. 2016; 21(4): 305-16.

34. Ogiwara H, Sugimoto M, Ohno T, Vilaichone RK, Mahachai V, Graham DY, et al. Role of deletion located between the intermediate and middle regions of the Helicobacter pylori vacA gene in cases of gastroduodenal diseases. J Clin Microbiol. 2009; 47(11): 3493-500. Epub 2009/09/04.

35. Foegeding NJ, Caston RR, McClain MS, Ohi MD, Cover TL. An overview of Helicobacter pylori VacA toxin biology. Toxins. 2016; 8(6): 173. Epub 2016/06/09.

36. Amilon KR, Letley DP, Winter JA, Robinson K, Atherton JC. Expression of the Helicobacter pylori virulence factor vacuolating cytotoxin A (vacA) is influenced by a potential stem-loop structure in the 5' untranslated region of the transcript. Mol Microbiol. 2015; 98(5): 831-46. Epub 2015/08/12.

37. Nakashima S, Kakugawa T, Yura H, Tomonaga M, Harada T, Hara A, et al. Identification of Helicobacter pylori VacA in human lung and its effects on lung cells. Biochem Biophys Res Commun. 2015; 460(3): 721-6.

38. Chang H, Chen D, Ni B, Zuo Q, Wang C, Han R, et al. Cortactin mediates apoptosis of gastric epithelial cells induced by VacA protein of Helicobacter pylori. Dig Dis Sci. 2016; 61(1): 80-90.

39. Alm RA, Bina J, Andrews BM, Doig P, Hancock RE, Trust TJ. Comparative genomics of Helicobacter pylori: analysis of the outer membrane protein families. Infect Immun. 2000; 68(7): 4155-68. Epub 2000/06/17.

40. Kennemann L, Didelot X, Aebischer T, Kuhn S, Drescher B, Droege M, et al. Helicobacter pylori genome evolution during human infection. Proc Natl Acad Sci U S A. 2011; 108(12): 5033-8.

41. Didelot X, Nell S, Yang I, Woltemate S, van der Merwe S, Suerbaum S. Genomic evolution and transmission of Helicobacter pylori in two South African families. Proc Natl Acad Sci U S A. 2013; 110(34): 13880-5. Epub 2013/07/31.

42. Morelli G, Didelot X, Kusecek B, Schwarz S, Bahlawane C, Falush D, et al. Microevolution of Helicobacter pylori during prolonged infection of single hosts and within families. PLoS Genet. 2010; 6(7): e1001036. Epub 2010/07/28.

43. Yamaoka Y, Kwon DH, Graham DY. A M(r) 34,000 proinflammatory outer membrane protein (oipA) of Helicobacter pylori. Proc Natl Acad Sci U S A. 2000; 97(13): 7533-8. Epub 2000/06/15.

44. Bjornham O, Fallman E, Axner O, Ohlsson J, Nilsson UJ, Boren T, et al. Measurements of the binding force between the Helicobacter pylori adhesin BabA and the Lewis b blood group antigen using optical tweezers. J Biomed Opt. 2005; 10(4): 44024. Epub 2005/09/24.

45. Aspholm M, Olfat FO, Norden J, Sonden B, Lundberg C, Sjostrom R, et al. SabA is the H. pylori hemagglutinin and is polymorphic in binding to sialylated glycans. PLoS Pathog. 2006; 2(10): e110. Epub 2006/11/24.

46. Senkovich OA, Yin J, Ekshyyan V, Conant C, Traylor J, Adegboyega P, et al. Helicobacter pylori AlpA and AlpB bind host laminin and influence gastric inflammation in gerbils. Infect Immun. 2011; 79(8): 3106-16. Epub 2011/05/18.

47. Javaheri A, Kruse T, Moonens K, Mejias-Luque R, Debraekeleer A, Asche CI, et al. Helicobacter pylori adhesin HopQ engages in a virulence-enhancing interaction with human CEACAMs. Nat Microbiol. 2016; 2: 16189. Epub 2016/10/18.

48. Koniger V, Holsten L, Harrison U, Busch B, Loell E, Zhao Q, et al. Helicobacter pylori exploits human CEACAMs via HopQ for adherence and translocation of CagA. Nat Microbiol. 2016; 2: 16188. Epub 2016/10/18.

49. Marcos NT, Magalhaes A, Ferreira B, Oliveira MJ, Carvalho AS, Mendes N, et al. Helicobacter pylori induces beta3GnT5 in human gastric cell lines, modulating expression of the SabA ligand sialyl-Lewis x. J Clin Investig. 2008; 118(6): 2325-36. Epub 2008/05/17.

50. Ansari S, Yamaoka Y. Helicobacter pylori BabA in adaptation for gastric colonization. World J Gastroenterol. 2017; 23(23): 4158-69. Epub 2017/07/12.

51. Ilver D, Arnqvist A, Ogren J, Frick IM, Kersulyte D, Incecik ET, et al. Helicobacter pylori adhesin binding fucosylated histo-blood group antigens revealed by retagging.

Science. 1998; 279(5349): 373-7. Epub 1998/02/07.

52. Matteo MJ, Armitano RI, Romeo M, Wonaga A, Olmos M, Catalano M. Helicobacter pylori bab genes during chronic colonization. Int J Mol Epidemiol Genet. 2011; 2(3): 286-91. Epub 2011/09/15.

53. Hennig EE, Allen JM, Cover TL. Multiple chromosomal loci for the babA gene in Helicobacter pylori. Infect Immun. 2006; 74(5): 3046-51. Epub 2006/04/20.

54. Ansari S, Kabamba ET, Shrestha PK, Aftab H, Myint T, Tshering L, et al. Helicobacter pylori bab characterization in clinical isolates from Bhutan, Myanmar, Nepal and Bangladesh. PLoS One. 2017; 12(11): e0187225. Epub 2017/11/07.

55. Ishijima N, Suzuki M, Ashida H, Ichikawa Y, Kanegae Y, Saito I, et al. BabA-mediated adherence is a potentiator of the Helicobacter pylori type IV secretion system activity. J Biol Chem. 2011; 286(28): 25256-64. Epub 2011/05/21.

56. Su YL, Huang HL, Huang BS, Chen PC, Chen CS, Wang HL, et al. Combination of OipA, BabA, and SabA as candidate biomarkers for predicting Helicobacter pylori-related gastric cancer. Sci Rep. 2016; 6: 36442. Epub 2016/11/08.

57. Kable ME, Hansen LM, Styer CM, Deck SL, Rakhimova O, Shevtsova A, et al. Host determinants of expression of the Helicobacter pylori BabA adhesin. Sci Rep. 2017; 7: 46499. Epub 2017/04/19.

58. Hansen LM, Gideonsson P, Canfield DR, Boren T, Solnick JV. Dynamic expression of the BabA adhesin and its BabB paralog during helicobacter pylori infection in rhesus macaques. Infect Immun. 2017; 85(6): e00094-17. Epub 2017/04/12.

59. Sweeney EG, Guillemin K. H. pylori's BabA embraces change. Cell Host Microbe. 2016; 19(1): 5-7. Epub 2016/01/15.

60. Bugaytsova JA, Bjornham O, Chernov YA, Gideonsson P, Henriksson S, Mendez M, et al. Helicobacter pylori adapts to chronic infection and gastric disease via pH-responsive BabA- mediated adherence. Cell Host Microbe. 2017; 21(3): 376-89. Epub 2017/03/11.

61. Subedi S, Moonens K, Romao E, Lo A, Vandenbussche G, Bugaytsova J, et al. Expression, purification and X-ray crystallographic analysis of the Helicobacter pylori blood group antigen-binding adhesin BabA. Acta Crystallogr F Struct Biol Commun. 2014; 70(Pt 12): 1631-5. Epub 2014/12/09.

62. Moonens K, Remaut H. Evolution and structural dynamics of bacterial glycan binding adhesins. Curr Opin Struct Biol. 2017; 44: 48-58. Epub 2017/01/04.

63. Bäckström A, Lundberg C, Kersulyte D, Berg DE, Borén T, Arnqvist A. Metastability of Helicobacter pylori bab adhesin genes and dynamics in Lewis b antigen binding. Proc Natl Acad Sci U S A. 2004; 101(48): 16923-8.

64. Loh JT, Torres VJ, Algood HM, McClain MS, Cover TL. Helicobacter pylori HopQ

outer membrane protein attenuates bacterial adherence to gastric epithelial cells. FEMS Microbiol Lett. 2008; 289(1): 53-8. Epub 2008/12/10.

65. Cao P, Lee KJ, Blaser MJ, Cover TL. Analysis of hopQ alleles in East Asian and Western strains of Helicobacter pylori. FEMS Microbiol Lett. 2005; 251(1): 37-43. Epub 2005/08/17.

66. Ohno T, Sugimoto M, Nagashima A, Ogiwara H, Vilaichone RK, Mahachai V, et al. Relationship between Helicobacter pylori hopQ genotype and clinical outcome in Asian and Western populations. J Gastroenterol Hepatol. 2009; 24(3): 462-8. Epub 2009/02/20.

67. Belogolova E, Bauer B, Pompaiah M, Asakura H, Brinkman V, Ertl C, et al. Helicobacter pylori outer membrane protein HopQ identified as a novel T4SS-associated virulence factor. Cell Microbiol. 2013; 15(11): 1896-912. Epub 2013/06/21.

68. Jiménez-Soto LF, Clausen S, Sprenger A, Ertl C, Haas R. Dynamics of the Cag-type IV secretion system of Helicobacter pylori as studied by bacterial co-infections. Cell Microbiol. 2013; 15(11): 1924-37.

69. Yamaoka Y, Kwon DH, Graham DY. A Mr 34,000 proinflammatory outer membrane protein (oipA) of Helicobacter pylori. Proc Natl Acad Sci U S A. 2000; 97(13): 7533-8.

70. Yamaoka Y, Kita M, Kodama T, Imamura S, Ohno T, Sawai N, et al. Helicobacter pylori infection in mice: role of outer membrane proteins in colonization and inflammation. Gastroenterology. 2002; 123(6): 1992-2004. Epub 2002/11/28.

71. Kudo T, Nurgalieva ZZ, Conner ME, Crawford S, Odenbreit S, Haas R, et al. Correlation between Helicobacter pylori OipA protein expression and oipA gene switch status. J Clin Microbiol. 2004; 42(5): 2279-81.

72. Ando T, Peek RM, Pride D, Levine SM, Takata T, Lee YC, et al. Polymorphisms of Helicobacter pylori HP0638 reflect geographic origin and correlate with cagA status. J Clin Microbiol. 2002; 40(1): 239-46. Epub 2002/01/05.

73. Markovska R, Boyanova L, Yordanov D, Gergova G, Mitov I. Helicobacter pylori oipA genetic diversity and its associations with both disease and cagA, vacA s, m, and i alleles among Bulgarian patients. Diagn Microbiol Infect Dis. 2011; 71(4): 335-40. Epub 2011/09/23.

74. Backert S, Naumann M. What a disorder: proinflammatory signaling pathways induced by Helicobacter pylori. Trends Microbiol. 2010; 18(11): 479-86.

75. Dossumbekova A, Prinz C, Mages J, Lang R, Kusters JG, Van Vliet AH, et al. Helicobacter pylori HopH (OipA) and bacterial pathogenicity: genetic and functional genomic analysis of hopH gene polymorphisms. J Infect Dis. 2006; 194(10): 1346-55.

76. Odenbreit S, Swoboda K, Barwig I, Ruhl S, Borén T, Koletzko S, et al. Outer membrane

protein expression profile in Helicobacter pylori clinical isolates. Infect Immun. 2009; 77(9): 3782-90.

77. Matsuo Y, Kido Y, Yamaoka Y. Helicobacter pylori outer membrane protein-related pathogenesis. Toxins. 2017; 9(3): E101. Epub 2017/03/14.

78. Tabassam FH, Graham DY, Yamaoka Y. Helicobacter pylori-associated regulation of forkhead transcription factors FoxO1/3a in human gastric cells. Helicobacter. 2012; 17(3): 193-202. Epub 2012/04/21.

79. Tabassam FH, Graham DY, Yamaoka Y. OipA plays a role in Helicobacter pylori-induced focal adhesion kinase activation and cytoskeletal re-organization. Cell Microbiol. 2008; 10(4): 1008-20. Epub 2007/12/11.

80. Teymournejad O, Mobarez AM, Hassan ZM, Talebi Bezmin Abadi A. Binding of the Helicobacter pylori OipA causes apoptosis of host cells via modulation of Bax/Bcl-2 levels. Sci Rep. 2017; 7(1): 8036. Epub 2017/08/16.

81. Al-Maleki AR, Loke MF, Lui SY, Ramli NSK, Khosravi Y, Ng CG, et al. Helicobacter pylori outer inflammatory protein A (OipA) suppresses apoptosis of AGS gastric cells in vitro. Cell Microbiol. 2017; 19(12). Epub 2017/08/05. https: //onlinelibrary.wiley.com/ action/showCitFor mats?doi=10.1111%2Fcmi.12771.

82. Mahboubi M, Falsafi T, Sadeghizadeh M, Mahjoub F. The role of outer inflammatory protein A (OipA) in vaccination of theC57BL/6 mouse model infected by Helicobacter pylori. Turkish J Med Sci. 2017; 47(1): 326-33. Epub 2017/03/07.

83. Lu H, Hsu PI, Graham DY, Yamaoka Y. Duodenal ulcer promoting gene of Helicobacter pylori. Gastroenterology. 2005; 128(4): 833-48. Epub 2005/04/13.

84. Covacci A, Telford JL, Del Giudice G, Parsonnet J, Rappuoli R. Helicobacter pylori virulence and genetic geography. Science. 1999; 284(5418): 1328-33. Epub 1999/05/21.

85. Santos A, Queiroz DM, Menard A, Marais A, Rocha GA, Oliveira CA, et al. New pathogenicity marker found in the plasticity region of the Helicobacter pylori genome. J Clin Microbiol. 2003; 41(4): 1651-5. Epub 2003/04/19.

86. Occhialini A, Marais A, Alm R, Garcia F, Sierra R, Megraud F. Distribution of open reading frames of plasticity region of strain J99 in Helicobacter pylori strains isolated from gastric carcinoma and gastritis patients in Costa Rica. Infect Immun. 2000; 68(11): 6240-9. Epub 2000/10/18.

87. Schmidt HM, Andres S, Kaakoush NO, Engstrand L, Eriksson L, Goh KL, et al. The prevalence of the duodenal ulcer promoting gene (dupA) in Helicobacter pylori isolates varies by ethnic group and is not universally associated with disease development: a case-control study. Gut Pathog. 2009; 1(1): 5. Epub 2009/04/03.

88. Arachchi HS, Kalra V, Lal B, Bhatia V, Baba CS, Chakravarthy S, et al. Prevalence of

duodenal ulcer-promoting gene (dupA) of Helicobacter pylori in patients with duodenal ulcer in North Indian population. Helicobacter. 2007; 12(6): 591-7. Epub 2007/11/16.

89. Argent RH, Burette A, Miendje Deyi VY, Atherton JC. The presence of dupA in Helicobacter pylori is not significantly associated with duodenal ulceration in Belgium, South Africa, China, or North America. Clin Infect Dis. 2007; 45(9): 1204-6. Epub 2007/10/06.

90. Zhang L, Wang P, Wei SL, Liu CJ. Advances in relationship between gastric disease and polymorphisms in both Helicobacter pylori virulence factors and host genetics. Yi chuan = Hereditas. 2011; 33(6): 558-66. Epub 2011/06/21.

91. Paredes-Osses E, Saez K, Sanhueza E, Hebel S, Gonzalez C, Briceno C, et al. Association between cagA, vacAi, and dupA genes of Helicobacter pylori and gastroduodenal pathologies in Chilean patients. Folia Microbiol. 2017; 62(5): 437-44. Epub 2017/03/12.

92. Shiota S, Matsunari O, Watada M, Hanada K, Yamaoka Y. Systematic review and meta-analysis: the relationship between the Helicobacter pylori dupA gene and clinical outcomes. Gut Pathog. 2010; 2(1): 13. Epub 2010/11/03.

93. Gressmann H, Linz B, Ghai R, Pleissner KP, Schlapbach R, Yamaoka Y, et al. Gain and loss of multiple genes during the evolution of Helicobacter pylori. PLoS Genet. 2005; 1(4): e43. Epub 2005/10/12.

94. Talebi Bezmin Abadi A, Perez-Perez G. Role of dupA in virulence of Helicobacter pylori. World J Gastroenterol. 2016; 22(46): 10118-23. Epub 2016/12/29.

95. Jung SW, Sugimoto M, Shiota S, Graham DY, Yamaoka Y. The intact dupA cluster is a more reliable Helicobacter pylori virulence marker than dupA alone. Infect Immun. 2012; 80(1): 381-7. Epub 2011/11/01.

96. Queiroz DM, Rocha GA, Rocha AM, Moura SB, Saraiva IE, Gomes LI, et al. dupA polymorphisms and risk of Helicobacter pylori-associated diseases. Int J Med Microbiol. 2011; 301(3): 225-8. Epub 2010/11/06.

97. Talebi Bezmin Abadi A. The Helicobacter pylori dupA: a novel biomarker for digestive diseases. Front Med. 2014; 1: 13. Epub 2014/01/01.

98. Takahashi A, Shiota S, Matsunari O, Watada M, Suzuki R, Nakachi S, et al. Intact long-type dupA as a marker for gastroduodenal diseases in Okinawan subpopulation, Japan. Helicobacter. 2013; 18(1): 66-72. Epub 2012/10/17.

99. Silva B, Nunes A, Vale FF, Rocha R, Gomes JP, Dias R, et al. The expression of Helicobacter pylori tfs plasticity zone cluster is regulated by pH and adherence, and its composition is associated with differential gastric IL-8 secretion. Helicobacter. 2017; 22(4): e12390. Epub 2017/04/25.

100.Peek RM Jr, Thompson SA, Donahue JP, Tham KT, Atherton JC, Blaser MJ, et al. Adherence to gastric epithelial cells induces expression of a Helicobacter pylori gene, iceA, that is associated with clinical outcome. Proc Assoc Am Physicians. 1998; 110(6): 531-44. Epub 1998/11/21.

101.Xu Q, Morgan RD, Roberts RJ, Xu SY, van Doorn LJ, Donahue JP, et al. Functional analysis of iceA1, a CATG-recognizing restriction endonuclease gene in Helicobacter pylori. Nucleic Acids Res. 2002; 30(17): 3839-47. Epub 2002/08/31.

102.Ito Y, Azuma T, Ito S, Suto H, Miyaji H, Yamazaki Y, et al. Sequence analysis and clinical significance of the iceA gene from Helicobacter pylori strains in Japan. J Clin Microbiol. 2000; 38(2): 483-8. Epub 2000/02/03.

103.Nishiya D, Shimoyama T, Fukuda S, Yoshimura T, Tanaka M, Munakata A. Evaluation of the clinical relevance of the iceA1 gene in patients with Helicobacter pylori infection in Japan. Scand J Gastroenterol. 2000; 35(1): 36-9. Epub 2000/02/15.

104.Maeda S, Amarsanaa J, Mitsuno Y, Hirata Y, Akanuma M, Ikenoue T, et al. Relationship between nuclear factor-kappaB activation and virulence factors of Helicobacter pylori in Japanese clinical isolates. J Gastroenterol Hepatol. 2002; 17(5): 556-62. Epub 2002/06/27.

105.van Doorn LJ, Figueiredo C, Sanna R, Plaisier A, Schneeberger P, de Boer W, et al. Clinical relevance of the cagA, vacA, and iceA status of Helicobacter pylori. Gastroenterology. 1998; 115(1): 58-66. Epub 1998/07/03.

106.Shiota S, Watada M, Matsunari O, Iwatani S, Suzuki R, Yamaoka Y. Helicobacter pylori iceA, clinical outcomes, and correlation with cagA: a meta-analysis. PLoS One. 2012; 7(1): e30354. Epub 2012/01/27.

107.Yakoob J, Abbas Z, Khan R, Salim SA, Abrar A, Awan S, et al. Helicobacter pylori: correlation of the virulence marker iceA allele with clinical outcome in a high prevalence area. Br J Biomed Sci. 2015; 72(2): 67-73. Epub 2015/07/02.

108.Zhang SH, Xie Y, Li BM, Liu DS, Wan SH, Luo LJ, et al. Prevalence of Helicobacter pylori cagA, vacA, and iceA genotypes in children with gastroduodenal diseases. Zhongguo dang dai er ke za zhi = Chinese J Contemp Pediatr. 2016; 18(7): 618-24. Epub 2016/07/15.

109.Dabiri H, Jafari F, Baghaei K, Shokrzadeh L, Abdi S, Pourhoseingholi MA, et al. Prevalence of Helicobacter pylori vacA, cagA, cagE, oipA, iceA, babA2 and babB genotypes in Iranian dyspeptic patients. Microb Pathog. 2017; 105: 226-30. Epub 2017/02/22.

110.Sharma RP, Miftahussurur M, Shrestha PK, Subsomwong P, Uchida T, Yamaoka Y. Nepalese Helicobacter pylori genotypes reflects a geographical diversity than a true virulence factor. Asian Pac J Cancer Prev. 2017; 18(10): 2637-41. Epub 2017/10/27.

111. Gharibi S, Falsafi T, Alebouyeh M, Farzi N, Vaziri F, Zali MR. Relationship between histopatho- logical status of the Helicobacter pylori infected patients and proteases of H. pylori in isolates carrying diverse virulence genotypes. Microb Pathog. 2017; 110: 100-6. Epub 2017/06/21.

112. Canchaya C, Proux C, Fournous G, Bruttin A, Brussow H. Prophage genomics. Microbiol Mol Biol Rev. 2003; 67(2): 238-76, table of contents. Epub 2003/06/10.

113. Rodriguez-Valera F, Martin-Cuadrado AB, Rodriguez-Brito B, Pasic L, Thingstad TF, Rohwer F, et al. Explaining microbial population genomics through phage predation. Nat Rev Microbiol. 2009; 7(11): 828-36. Epub 2009/10/17.

114. Marshall BJ, Armstrong JA, Francis GJ, Nokes NT, Wee SH. Antibacterial action of bismuth in relation to Campylobacter pyloridis colonization and gastritis. Digestion. 1987; 37(Suppl 2): 16-30. Epub 1987/01/01.

115. Heintschel von Heinegg E, Nalik HP, Schmid EN. Characterisation of a Helicobacter pylori phage (HP1). J Med Microbiol. 1993; 38(4): 245-9. Epub 1993/04/01.

116. Schmid EN, von Recklinghausen G, Ansorg R. Bacteriophages in Helicobacter (Campylobacter) pylori. J Med Microbiol. 1990; 32(2): 101-4. Epub 1990/06/01.

117. Vale FF, Matos AP, Carvalho P, Vítor JM. Helicobacter pylori phage screening. Microsc Microanal. 2008; 14(S3): 150-1.

118. Eppinger M, Baar C, Linz B, Raddatz G, Lanz C, Keller H, et al. Who ate whom? Adaptive Helicobacter genomic changes that accompanied a host jump from early humans to large felines. PLoS Genet. 2006; 2(7): e120.

119. Arnold IC, Zigova Z, Holden M, Lawley TD, Rad R, Dougan G, et al. Comparative whole genome sequence analysis of the carcinogenic bacterial model pathogen Helicobacter felis. Genome Biol Evol. 2011; 3: 302-8.

120. Lehours P, Vale FF, Bjursell MK, Melefors O, Advani R, Glavas S, et al. Genome sequencing reveals a phage in Helicobacter pylori. MBio. 2011; 2(6): e00239-11. Epub 2011/11/17.

121. Vale FF, Nunes A, Oleastro M, Gomes JP, Sampaio DA, Rocha R, et al. Genomic structure and insertion sites of Helicobacter pylori prophages from various geographical origins. Sci Rep. 2017; 7: 42471. Epub 2017/02/17.

122. Uchiyama J, Takemura-Uchiyama I, Kato S, Takeuchi H, Sakaguchi Y, Ujihara T, et al. Screening of KHP30-like prophages among Japanese Helicobacter pylori strains, and genetic analysis of a defective KHP30-like prophage sequence integrated in the genome of the H. pylori strain NY40. FEMS Microbiol Lett. 2016; 363(16): fnw157. Epub 2016/07/09.

123. Secka O, Vale FF, Buissonniere A, Thomas JE, Megraud F, Lehours P. Phylogeographic agreement between prophage and bacterial housekeeping genes in Helicobacter pylori strains from the Gambia. Helicobacter. 2017; 22(5): e12394. Epub 2017/05/26.

124. Kyrillos A, Arora G, Murray B, Rosenwald AG. The presence of phage orthologous genes in Helicobacter pylori correlates with the presence of the virulence factors CagA and VacA. Helicobacter. 2016; 21(3): 226-33. Epub 2015/11/28.

125. Mucito-Varela E, Castillo-Rojas G, Cevallos MA, Lozano L, Merino E, Lopez-Leal G, et al. Complete genome sequence of Helicobacter pylori strain 29CaP isolated from a mexican patient with gastric cancer. Genome Announc. 2016; 4(1): e01512-5. Epub 2016/01/16.

126. Qumar S, Majid M, Kumar N, Tiwari SK, Semmler T, Devi S, et al. Genome dynamics and molecular infection epidemiology of multidrug-resistant Helicobacter pullorum isolates obtained from broiler and free-range chickens in India. Appl Environ Microbiol. 2017; 83(1): e02305-16. Epub 2016/11/07.

127. Hoy B, Lower M, Weydig C, Carra G, Tegtmeyer N, Geppert T, et al. Helicobacter pylori HtrA is a new secreted virulence factor that cleaves E-cadherin to disrupt intercellular adhe- sion. EMBO Rep. 2010; 11(10): 798-804. Epub 2010/09/04.

128. Hoy B, Geppert T, Boehm M, Reisen F, Plattner P, Gadermaier G, et al. Distinct roles of secreted HtrA proteases from gram-negative pathogens in cleaving the junctional protein and tumor suppressor E-cadherin. J Biol Chem. 2012; 287(13): 10115-20. Epub 2012/02/18.

129. Schmidt TP, Goetz C, Huemer M, Schneider G, Wessler S. Calcium binding protects E-cadherin from cleavage by Helicobacter pylori HtrA. Gut Pathog. 2016; 8: 29. Epub 2016/06/09.

130. Schmidt TP, Perna AM, Fugmann T, Bohm M, Jan H, Haller S, et al. Identification of E-cadherin signature motifs functioning as cleavage sites for Helicobacter pylori HtrA. Sci Rep. 2016; 6: 23264. Epub 2016/03/18.

131. Tegtmeyer N, Moodley Y, Yamaoka Y, Pernitzsch SR, Schmidt V, Traverso FR, et al. Characterisation of worldwide Helicobacter pylori strains reveals genetic conservation and essentiality of serine protease HtrA. Mol Microbiol. 2016; 99(5): 925-44. Epub 2015/11/17.

132. Harrer A, Boehm M, Backert S, Tegtmeyer N. Overexpression of serine protease HtrA enhances disruption of adherens junctions, paracellular transmigration and type IV secretion of CagA by Helicobacter pylori. Gut Pathog. 2017; 9: 40. Epub 2017/08/05.

133. Noto JM, Peek RM Jr. Helicobacter pylori makes a molecular incision to gain epithelial entry. Cell Host Microbe. 2017; 22(4): 434-6. Epub 2017/10/13.

第四章
胃癌的发生

Hitoshi Tsugawa，Hidekazu Suzuki　著

石岩岩 译　李　渊、次仁央金 审校

　　摘要：胃癌是癌症相关死亡的主要病因，尤其在亚洲。通过流行病学、临床和分子研究，已确定了与胃癌相关的多种危险因素。表观遗传和蛋白质组的调控是导致癌变并促进胃癌进展的主要驱动因素。近年来，这些导致胃癌发生的因素已被广泛研究。早期胃癌可以运用内镜黏膜下剥离术（endoscopic submucosal dissection，ESD）治疗甚至完全治愈。然而，进展期或远处转移的胃癌预后很差。高度进展期胃癌用化疗很难完全治愈。因此，胃癌的预防和早期发现至关重要。了解表观遗传或蛋白组调控是如何影响胃癌发生，对胃癌的检测、治疗和预防具有重要意义。进一步的研究有望为我们提供靶向分子治疗的思路，并有望提出评估胃癌预后或发生风险的新型生物标志物。本章将介绍与胃癌发生和临床结果相关的表观遗传学和蛋白质组调控的最新研究结果，特别以日本的研究为重点。

　　关键词：幽门螺杆菌·炎症·EB 病毒（EBV）·表观遗传调控·miRNA

4.1　胃癌发生的风险

　　在日本，通过全国性的筛查计划和新的内镜技术[1]，可以发现早期胃癌。然而，胃癌作为全球第四大最常见的癌症和第二大癌症死因，仍然是日本的头号癌症[2]。众所周知，幽门螺杆菌感染、吸烟和高盐饮食是导致胃癌发展的危险因素[3-5]。此外，最近的动物研究显示酒精对胃癌也有促进作用[6, 7]。一些前瞻性队列研究表明，在西方人群中，酒精摄入

量与患胃癌的风险之间存在正相关[8, 9]。在日本，有许多研究评估了酒精摄入量与患胃癌风险之间的关系，但其中许多研究是回顾性的或仅调查了饮酒的频率[10-13]。最近，Tamura 等通过一项大型前瞻性研究发现，在日本男性中，酒精摄入量增加会增加胃癌的风险[14]。

Matsuo 等通过病例 - 对照研究发现，对于乙醛脱氢酶 2（aldehyde dehydrogenase 2，ALDH2）等位基因变异的患者，酒精摄入与胃癌风险之间的关系是显著的[15]。有趣的是，据了解，这种变异等位基因在日本人群中占主导地位[16, 17]。但是，与 ALDH2 多态性有关的遗传背景的队列研究尚未报道，还需要进一步研究以阐明饮酒对胃癌风险的影响。

4.2   胃癌发生的表观遗传调节

已有研究显示表观遗传变化会影响胃癌的发生。胃癌发生过程中的表观遗传调节与流行病学和临床病理学因素有关[18]。最近的研究评估了胃癌发生中的表观遗传调节的临床意义和预后。近期研究检验了表观遗传调节与胃癌发生之间的联系，特别是在组蛋白调节、DNA 甲基化和微小 RNA（miRNA）等方面。了解表观遗传调控对胃癌发生的影响对于胃癌的检测、治疗和预防很重要。

组蛋白调节，包括甲基化、乙酰化、磷酸化和泛素化，影响癌蛋白的表达。最近有报道称组蛋白 - 赖氨酸 N- 甲基转移酶 Suv39H1 和三甲基组蛋白 H3 甲基化赖氨酸 9（H3K9）在胃癌中表达升高，其中三甲基 H3K9 与肿瘤分期和转移状态呈正相关[19]。

在许多类型的癌症中，CpG 岛甲基化引起的转录抑制效应在癌症的发生过程起到了十分重要的作用。在具有慢性炎症的非肿瘤组织中检测到了 CpG 岛的异常甲基化[20, 21]。幽门螺杆菌感染会诱导胃黏膜的慢性炎症和萎缩[22]，这将导致以多个基因启动子甲基化为特征的表观遗传变化[23, 24]。根除幽门螺杆菌有助于改善慢性炎症或萎缩，并预防胃癌的发生[25-27]。因此，研究者认为根除幽门螺杆菌可以逆转某些基因的 CpG 岛的甲基化[28, 29]。然而，即使成功根除了幽门螺杆菌，仍有患者会发展成胃癌[30, 31]，提示胃黏膜残留的甲基化状态可能与幽门螺杆菌根除后胃癌的发生、发展有关[29, 32]。为了研究这一理论，Tahara 等收集了来自 99 位受试者的幽门螺杆菌根除后 6 个月的 140 份胃标本，并检测幽门螺杆菌根除后非肿瘤性胃黏膜的启动子甲基化状态[33]。在这项研究中，检测了 5 个候选基因（*MYOD1*、*SLC16A12*、*IGF2*、*RORA* 和 *PRDM5*）的甲基化状态[33]。有趣的是，与恢复型标本相比，在内镜下显示具有肠上皮化生特征的萎缩型标本的所有 5 个基因均呈高度甲基化状态[33]。该证据显示肠上皮化生的形成会导致残留的 DNA 甲基化，这被认为是幽门螺杆菌感染胃黏膜的不可逆的表观遗传事件。另外，组蛋白调节在胃癌患者中的临床意义尚不清楚，需要进一步研究。

近年来的研究揭示了 miRNA 表达与胃癌侵袭、转移的关系。硬化性胃癌具有快速侵入性浸润，并且腹膜扩散率高，导致预后很差。腹膜播散患者的 5 年生存率只有 2%[34]。因此，了解胃癌向腹腔播散的机制并开发新的治疗方法是至关重要的。最近，一些研究发现 miRNAs 参与上皮间质转化（epithelial–mesenchymal transition，EMT）相关转录因子的调控[35, 36]。已证明 miR-200 家族参与了癌症进展和转移过程中的 EMT 过程[37]。miR-200 家族由 5 个成员组成，分为两个集群：miR-200a/b/429 和 miR-200c/141。miR-200 家族会与 E-cadherin 的直接抑制剂 ZEB1 和 ZEB2 靶向结合，而 E-cadherin 是 EMT 发生的标志物[38]。在胃癌中，miR-200b 被认为是抑制 EMT 的重要调节因子，在胃癌细胞中下调 ZEB1 和 ZEB2 以抑制胃癌的迁移和侵袭[39]。已有研究报道在一些类型的癌症中，miR-200 家族可抑制 ZEB1 和 ZEB2 mRNA 的表达[40-42]。有趣的是，在癌细胞中，miR200 家族启动子区由 DNA 异常甲基化引发，导致 EMT 进程中 ZEB1 和 ZEB2 的重新激活[43-45]。另一方面，基质成纤维细胞，称为癌症相关成纤维细胞（cancer-associated fibroblast，CAF），是肿瘤基质的主要细胞成分。CAF 在恶性进程中起着关键作用，包括各种癌细胞的启动、增殖、侵袭和转移[46-49]。以前的研究已经表明胃 CAF 与硬化性胃癌的进展、生长和扩散有关[49, 50]。Kurashige 等通过研究 miR-200b 的表观遗传改变，证明胃癌的 CAF 与相关癌细胞的进展和侵袭是否有关[51]。这项研究的结果揭示胃癌的 CAF 降低 miR-200b 表达并促进肿瘤的侵袭和迁移[51]。在小鼠模型接种高频腹膜播散细胞后可以检测到 miR-200b 的表观遗传变化[51]。此外，Kurashige 等表示在临床样本中，与高 miR-200b 表达的患者相比，miR-200b 表达低的患者腹膜转移明显更高，预后较差[51]。这些发现表明，CAF 可降低 miR-200b 的表达，并通过改变胃癌中 miR-200b 的表达促进肿瘤侵袭[51]。

癌细胞中 EMT 的刺激主要是由于黏附分子的消失，如 E-cadherin。在 EMT 的刺激下，细胞极性和细胞间的黏附被破坏，导致间充质表型的获得、迁移和入侵能力被激活。因此，许多研究人员正在致力于研究 EMT 调控网络。最近，一些 miRNA 已被鉴定为 EMT 抑制性的 miRNA。相反，已经确定为 EMT 诱导性的 miRNA 很少。Yanaka 等通过对 328 种合成 miRNA 的功能筛选，找到了一种新型的 EMT 诱导性 miRNA[52]。已知这种筛选方法适用于探索 miRNA 对癌细胞的促癌和抑癌作用[53-56]。使用这种方法，Yanaka 等将 miR-544a 鉴定为 EMT 诱导性 miRNA[52]。已证明 MicroRNA-544a 与 E-cadherin（CDH1）的调节有关。Yanaka 等表明 EMT 诱导性 miR-544a 过表达可诱使 vimentin（VIM）、SNAI1 和 ZEB1 表达并降低 CDH1 的表达[52]。通过诱导 miR-544a 表达减少 CDH1，引发 β-catenin 的核转移和 β-catenin 在细胞核中的稳定，从而导致细胞形成 EMT 表型[52]。与 miR-544a 相关的信号通路可能成为转移性胃癌的预后标志物和治疗靶点。

4.3　胃癌发生过程中的蛋白质调节

众所周知，血小板反应蛋白 1（thrombospondin-1，TSP1）有助于肿瘤的迁移、侵袭并激活转化生长因子（TGF-β）[57]。TSP1 是一种多功能的细胞外基质糖蛋白，大小为 450 kD[58]。最近，Kashihara 等通过分析共 39 名接受胃切除术的胃癌患者的 TSP1，分析了 TSP1 在胃癌发生中的作用[59]。他们的研究表明 TSP1 在黏膜萎缩和胃癌患者中高表达。TSP1 通过与 CD36 结合激活 NF-κB 途径，而 NF-κB 信号通路在炎症反应过程中发挥重要作用[60]。幽门螺杆菌感染的黏膜中会发生严重的炎症反应。Kashihara 等证明 TSP1 在幽门螺杆菌感染的胃黏膜中高表达。另外，Alvarez 等报道在幽门螺杆菌感染的慢性胃炎和胃癌中可以检测到 TSP1 的甲基化[61]。这些发现表明炎症诱导的 TSP1 表达与胃癌发生有关。但是，目前尚不清楚 TSP1 信号是如何与胃癌发展相关联的，需要对此做进一步研究。

丙酮酸激酶（Pyruvate kinase，PK）是糖酵解中的限速酶，并可以通过将磷酸从磷酸烯醇式丙酮酸转移到 ADP 而产生 ATP 和丙酮酸。在哺乳动物中，PK 由四个亚型（L、R、M1 和 M2）组成。这些亚型存在于不同的细胞中。通过前 mRNA 的可变剪接，PKM 亚型可转化为 PKM1 或 PKM2。PKM1 在大多数分化组织中表达，而 PKM2 主要在胚胎组织和肿瘤细胞中表达[62]。PKM1 以高酶活性四聚体形式存在。相反，PKM2 以活性四聚体或非活性二聚体的形式存在，并以低活性的二聚体形式存在于癌细胞中[63-67]。在癌细胞中，由于 PKM2 的活性低，糖酵解速度减慢，故提供了糖酵解中间体，以产生细胞生长必不可少的核苷酸和氨基酸[68-70]。即使存在氧气，癌细胞也会通过糖酵解产生更多量的乳酸，这种现象称为"有氧糖酵解"，亦称"Warburg 效应"[71]。在 Warburg 效应中，PKM2 是一种重要的糖酵解酶[63, 64]。因此，敲低癌细胞中的 PKM2 可以通过逆转 Warburg 效应而降低肿瘤形成能力[64]。另外，已经在各种肿瘤中检测到高水平的 PKM2 表达，表明 PKM 亚型从 PKM1 转换为 PKM2 是癌症发展的重要环节。Shiroki 等报道 PKM2 在胃癌组织中被诱导表达，但没有观察到亚型表达的变化[72]。据报道，PKM2 表达使胃癌的预后变差[73, 74]。PKM2 通过调节 Bcl-xL 表达或表皮生长因子 / 表皮生长因子受体信号，促进胃癌细胞的生长[74, 75]。此外，他们还表明，在胃癌细胞中敲低 PKM2 可通过逆转 Warburg 效应，降低球体形成能力，抑制肿瘤发生和转移[72]。有趣的是，幽门螺杆菌来源的 CagA 癌蛋白可通过 MAPK 信号诱导 PKM2 表达[72]。该证据提供了有关 CagA 致癌活性的新见解，并证明增强的 PKM2 表达通过调节癌症特异性代谢在胃癌发生中起关键作用。

RNA 结合基序 5（RNA-binding motif 5，RBM5）是肿瘤的抑制基因，调节细胞分化、细胞增殖和凋亡[76-78]。RBM5 调节多个靶基因的可变剪接[79-81]，特别是 p53 的转录活性受 RBM5 的调控，无论是否存在 DNA 损伤[82]。RBM5 的这种作用与肿瘤抑制功能有关[82]。此外，RBM5 的表达在各种癌细胞中均降低[83, 84]。Kobayashi 等检测了胃癌切除患者肿瘤组织标本中 RBM5 的表达，并评估了 RBM5 蛋白表达与临床病理参数之间的关系[85]。该报告表明，RBM5 表达在胃癌标本中显著降低[85]。有趣的是，已有报道表示在胃癌进展期（Ⅲ和Ⅳ）的 RBM5 低表达比早期（Ⅰ和Ⅱ）更明显，并且与肿瘤深度、TNM 分期和淋巴结转移显著相关[85]。这些结果表明，RBM5 的下调与胃癌的肿瘤进展有关，而与肿瘤发生无关。另外，未分化胃癌组织中的 RBM5 表达低于分化组织，表明 RBM5 表达的降低在胃肿瘤的去分化中也起作用[85]，并且在胃癌细胞中特异性敲低 RBM5

可通过降低 p53 的表达来诱导细胞增殖，恢复 RBM5 的表达可通过恢复 p53 的表达来抑制其增殖[85]。这些发现表明 RBM5 在胃癌中起着抑癌基因的作用，而 RBM5 低表达可能与胃癌细胞的恶性有关。

在某些进展期胃癌患者中，治愈性手术后会发生复发和转移。因此，复发和转移需要特定的生物标志物。检测 RBM5 的表达水平有望成为评估复发和转移风险的生物标志物。最近，Hirata 等的研究结果表明，CD44 变异体 9（CD44v9）的表达可以作为早期胃癌复发的潜在预测指标[86]。CD44 是与癌症干细胞相关的细胞表面标志之一[87, 88]。CD44v9 与 xCT（一种谷氨酸 – 胱氨酸转运蛋白）相互作用并使其稳定，从而导致还原型谷胱甘肽（GSH）的细胞内水平升高。据报道，CD44v9 阳性细胞抑制 ROS 产生的能力增强，从而导致随后肿瘤的耐药、复发和转移[89-91]。日本学者在鉴定胃癌复发和转移的特定生物标志物方面的探索将为未来的胃癌治疗提供一种新方法。

4.4　Epstein-Barr 病毒感染在胃癌发生中的作用

Epstein-Barr 病毒（EBV），也称为人类疱疹病毒 4，是最常见的人类病毒之一，并且是众所周知的一种人类致癌病毒[92]。EBV 感染发生在婴儿期或儿童期，大多数成年人已经形成了终身潜伏感染[93]。EBV 感染是胃癌发展的原因之一，占胃癌的 10% 以下。EBV 诱发的胃癌被称为炎症介导的癌症。各种细菌和病毒产物、细胞因子、DNA 损伤和氧化损伤等刺激引起的炎症可激活 NF-κB，进一步促使肿瘤的发生[94]。Shimizu 等的研究表明，在一些上皮细胞中，多种病毒因素和炎症反应会导致 NF-κB 活化，并导致活化诱导的胞苷脱氨酶（activation-induced cytidine deaminase，AID）异常表达[95]。AID 是一种核苷酸编辑酶，对于免疫球蛋白基因的体细胞超突变和类别转换重组必不可少，并且有助于肿瘤相关基因中遗传改变的积累。已知在幽门螺杆菌相关的胃癌中，NF-κB 使得基因组调节剂 AID 异常表达[96-98]。Mohri 等研究了增加 NF-κB 表达而引起的异常 AID 表达是否也适用于 EBV 诱发的胃癌[99]。有趣的是，与非 EBV 相关的胃癌相比，与 EBV 相关的胃癌中 AID 和 NF-κB 的表达明显较低[99]。这些结果表明，AID 表达可能与 EBV 感染诱导的胃癌无关，并且在 EBV 感染的上皮细胞中不需要通过 AID 进行基因组调节。有人认为幽门螺杆菌感染可引起萎缩性胃炎和肠上皮化生，并伴有 AID 异常表达，通过基因突变的积累导致胃癌发生[100]。因此，可以推断出由 EBV 感染引起的胃癌发生机制与幽门螺杆菌感染不同，需要进一步的研究来阐明 EBV 感染引起的 DNA 超甲基化与胃癌发生的关系。

4.5　结语

多种异常的积累促进了胃癌的发展，并赋予胃癌细胞生长优势（图 4.1）。了解与胃癌进展相关的分子机制对于改善临床预后至关重要。

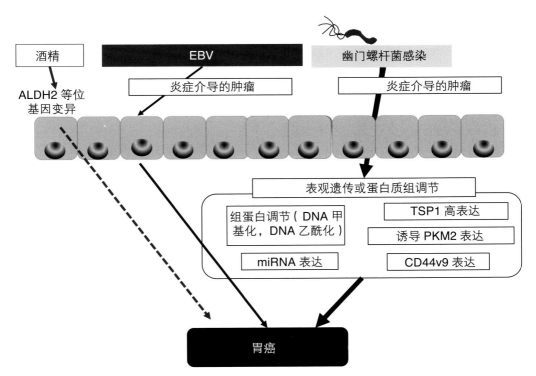

图 4.1　在幽门螺杆菌感染的胃上皮细胞中，表观遗传和蛋白质组调节促进了胃癌的发生和发展

参考文献

1. Ono H, Yao K, Fujishiro M, Oda I, Nimura S, Yahagi N, et al. Guidelines for endoscopic submucosal dissection and endoscopic mucosal resection for early gastric cancer. Dig Endosc. 2016; 28(1): 3-15.

2. Ferlay J, Shin HR, Bray F, Forman D, Mathers C, Parkin DM. Estimates of worldwide burden of cancer in 2008: GLOBOCAN 2008. Int J Cancer. 2010; 127(12): 2893-917.

3. Montecucco C, Rappuoli R. Living dangerously: how Helicobacter pylori survives in the human stomach. Nat Rev Mol Cell Biol. 2001; 2(6): 457-66.

4. Kim MK, Sasaki S, Sasazuki S, Tsugane S, Japan Public Health Center-based Prospective Study G. Prospective study of three major dietary patterns and risk of gastric cancer in Japan. Int J Cancer. 2004; 110(3): 435-42.

5. Nishino Y, Inoue M, Tsuji I, Wakai K, Nagata C, Mizoue T, et al. Tobacco smoking and gastric cancer risk: an evaluation based on a systematic review of epidemiologic evidence among the Japanese population. Jpn J Clin Oncol. 2006; 36(12): 800-7.

6. Soffritti M, Belpoggi F, Cevolani D, Guarino M, Padovani M, Maltoni C. Results of long-term experimental studies on the carcinogenicity of methyl alcohol and ethyl alcohol in rats. Ann N Y Acad Sci. 2002; 982: 46-69.

7. Baan R, Straif K, Grosse Y, Secretan B, El Ghissassi F, Bouvard V, et al. Carcinogenicity of alcoholic beverages. Lancet Oncol. 2007; 8(4): 292-3.

8. Moy KA, Fan Y, Wang R, Gao YT, Yu MC, Yuan JM. Alcohol and tobacco use in relation to gastric cancer: a prospective study of men in Shanghai, China. Cancer Epidemiol Biomark Prev. 2010; 19(9): 2287-97.

9. Duell EJ, Travier N, Lujan-Barroso L, Clavel-Chapelon F, Boutron-Ruault MC, Morois S, et al. Alcohol consumption and gastric cancer risk in the European prospective investigation into cancer and nutrition (EPIC) cohort. Am J Clin Nutr. 2011; 94(5): 1266-75.

10. Murata M, Takayama K, Choi BC, Pak AW. A nested case-control study on alcohol drinking, tobacco smoking, and cancer. Cancer Detect Prev. 1996; 20(6): 557-65.

11. Inoue M, Tajima K, Kobayashi S, Suzuki T, Matsuura A, Nakamura T, et al. Protective factor against progression from atrophic gastritis to gastric cancer—data from a cohort study in Japan. Int J Cancer. 1996; 66(3): 309-14.

12. Fujino Y, Tamakoshi A, Ohno Y, Mizoue T, Tokui N, Yoshimura T, et al. Prospective study of educational background and stomach cancer in Japan. Prev Med. 2002; 35(2): 121-7.

13. Sauvaget C, Lagarde F, Nagano J, Soda M, Koyama K, Kodama K. Lifestyle factors,

radiation and gastric cancer in atomic-bomb survivors (Japan). Cancer Causes Control. 2005; 16(7): 773-80.

14. Tamura T, Wada K, Tsuji M, Konishi K, Kawachi T, Hori A, et al. Association of alcohol consumption with the risk of stomach cancer in a Japanese population: a prospective cohort study. Eur J Cancer Prev. 2016; 27(1): 27-32.

15. Matsuo K, Oze I, Hosono S, Ito H, Watanabe M, Ishioka K, et al. The aldehyde dehydrogenase 2 (ALDH2) Glu504Lys polymorphism interacts with alcohol drinking in the risk of stomach cancer. Carcinogenesis. 2013; 34(7): 1510-5.

16. Agarwal DP, Goedde HW. Pharmacogenetics of alcohol metabolism and alcoholism. Pharmacogenetics. 1992; 2(2): 48-62.

17. Takeshita T, Morimoto K, Mao XQ, Hashimoto T, Furuyama J. Phenotypic differences in low Km aldehyde dehydrogenase in Japanese workers. Lancet. 1993; 341(8848): 837-8.

18. Sonohara F, Inokawa Y, Hayashi M, Kodera Y, Nomoto S. Epigenetic modulation associated with carcinogenesis and prognosis of human gastric cancer. Oncol Lett. 2017; 13(5): 3363-8.

19. Cai L, Ma X, Huang Y, Zou Y, Chen X. Aberrant histone methylation and the effect of Suv39H1 siRNA on gastric carcinoma. Oncol Rep. 2014; 31(6): 2593-600.

20. Issa JP. Aging and epigenetic drift: a vicious cycle. J Clin Invest. 2014; 124(1): 24-9.

21. Kang GH, Lee HJ, Hwang KS, Lee S, Kim JH, Kim JS. Aberrant CpG island hypermethylation of chronic gastritis, in relation to aging, gender, intestinal metaplasia, and chronic inflammation. Am J Pathol. 2003; 163(4): 1551-6.

22. Uemura N, Okamoto S, Yamamoto S, Matsumura N, Yamaguchi S, Yamakido M, et al. Helicobacter pylori infection and the development of gastric cancer. N Engl J Med. 2001; 345(11): 784-9.

23. Maekita T, Nakazawa K, Mihara M, Nakajima T, Yanaoka K, Iguchi M, et al. High levels of aberrant DNA methylation in Helicobacter pylori-infected gastric mucosae and its possible association with gastric cancer risk. Clin Cancer Res. 2006; 12(3 Pt 1): 989-95.

24. Zou XP, Zhang B, Zhang XQ, Chen M, Cao J, Liu WJ. Promoter hypermethylation of multiple genes in early gastric adenocarcinoma and precancerous lesions. Hum Pathol. 2009; 40(11): 1534-42.

25. Uemura N, Mukai T, Okamoto S, Yamaguchi S, Mashiba H, Taniyama K, et al. Effect of Helicobacter pylori eradication on subsequent development of cancer after endoscopic resection of early gastric cancer. Cancer Epidemiol Biomark Prev. 1997; 6(8): 639-42.

26. Fukase K, Kato M, Kikuchi S, Inoue K, Uemura N, Okamoto S, et al. Effect of eradica-

tion of Helicobacter pylori on incidence of metachronous gastric carcinoma after endoscopic resection of early gastric cancer: an open-label, randomised controlled trial. Lancet. 2008; 372(9636): 392-7.

27. Asaka M, Mabe K, Matsushima R, Tsuda M. Helicobacter pylori eradication to eliminate gastric cancer: the Japanese strategy. Gastroenterol Clin N Am. 2015; 44(3): 639-48.

28. Chan AO, Peng JZ, Lam SK, Lai KC, Yuen MF, Cheung HK, et al. Eradication of Helicobacter pylori infection reverses E-cadherin promoter hypermethylation. Gut. 2006; 55(4): 463-8.

29. Shin CM, Kim N, Lee HS, Park JH, Ahn S, Kang GH, et al. Changes in aberrant DNA methylation after Helicobacter pylori eradication: a long-term follow-up study. Int J Cancer. 2013; 133(9): 2034-42.

30. Kamada T, Hata J, Sugiu K, Kusunoki H, Ito M, Tanaka S, et al. Clinical features of gastric cancer discovered after successful eradication of helicobacter pylori: results from a 9-year prospective follow-up study in Japan. Aliment Pharmacol Ther. 2005; 21(9): 1121-6.

31. Yamamoto K, Kato M, Takahashi M, Haneda M, Shinada K, Nishida U, et al. Clinicopathological analysis of early-stage gastric cancers detected after successful eradication of Helicobacter pylori. Helicobacter. 2011; 16(3): 210-6.

32. Nakajima T, Enomoto S, Yamashita S, Ando T, Nakanishi Y, Nakazawa K, et al. Persistence of a component of DNA methylation in gastric mucosae after Helicobacter pylori eradication. J Gastroenterol. 2010; 45(1): 37-44.

33. Tahara S, Tahara T, Tuskamoto T, Horiguchi N, Kawamura T, Okubo M, et al. Morphologic characterization of residual DNA methylation in the gastric mucosa after Helicobacter pylori eradication. Cancer Med. 2017; 6(7): 1730-7.

34. Takahashi I, Matsusaka T, Onohara T, Nishizaki T, Ishikawa T, Tashiro H, et al. Clinicopathological features of long-term survivors of scirrhous gastric cancer. Hepato-Gastroenterology. 2000; 47(35): 1485-8.

35. De Craene B, Berx G. Regulatory networks defining EMT during cancer initiation and progression. Nat Rev Cancer. 2013; 13(2): 97-110.

36. Van Kouwenhove M, Kedde M, Agami R. MicroRNA regulation by RNA-binding proteins and its implications for cancer. Nat Rev Cancer. 2011; 11(9): 644-56.

37. Korpal M, Lee ES, Hu G, Kang Y. The miR-200 family inhibits epithelial-mesenchymal transition and cancer cell migration by direct targeting of E-cadherin transcriptional repressors ZEB1 and ZEB2. J Biol Chem. 2008; 283(22): 14910-4.

38. Gregory PA, Bert AG, Paterson EL, Barry SC, Tsykin A, Farshid G, et al. The miR-200

family and miR-205 regulate epithelial to mesenchymal transition by targeting ZEB1 and SIP1. Nat Cell Biol. 2008; 10(5): 593-601.

39. Kurashige J, Kamohara H, Watanabe M, Hiyoshi Y, Iwatsuki M, Tanaka Y, et al. MicroRNA- 200b regulates cell proliferation, invasion, and migration by directly targeting ZEB2 in gastric carcinoma. Ann Surg Oncol. 2012; 19(Suppl 3): S656-64.

40. Wellner U, Schubert J, Burk UC, Schmalhofer O, Zhu F, Sonntag A, et al. The EMT-activator ZEB1 promotes tumorigenicity by repressing stemness-inhibiting microRNAs. Nat Cell Biol. 2009; 11(12): 1487-95.

41. Yu J, Ohuchida K, Mizumoto K, Sato N, Kayashima T, Fujita H, et al. MicroRNA, hsa-miR-200c, is an independent prognostic factor in pancreatic cancer and its upregulation inhibits pancreatic cancer invasion but increases cell proliferation. Mol Cancer. 2010; 9: 169.

42. Xia H, Cheung WK, Sze J, Lu G, Jiang S, Yao H, et al. miR-200a regulates epithelial-mesenchymal to stem-like transition via ZEB2 and beta-catenin signaling. J Biol Chem. 2010; 285(47): 36995-7004.

43. Davalos V, Moutinho C, Villanueva A, Boque R, Silva P, Carneiro F, et al. Dynamic epigenetic regulation of the microRNA-200 family mediates epithelial and mesenchymal transitions in human tumorigenesis. Oncogene. 2012; 31(16): 2062-74.

44. Tellez CS, Juri DE, Do K, Bernauer AM, Thomas CL, Damiani LA, et al. EMT and stem cell- like properties associated with miR-205 and miR-200 epigenetic silencing are early manifestations during carcinogen-induced transformation of human lung epithelial cells. Cancer Res. 2011; 71(8): 3087-97.

45. Li A, Omura N, Hong SM, Vincent A, Walter K, Griffith M, et al. Pancreatic cancers epigenetically silence SIP1 and hypomethylate and overexpress miR-200a/200b in association with elevated circulating miR-200a and miR-200b levels. Cancer Res. 2010; 70(13): 5226-37.

46. Bhowmick NA, Neilson EG, Moses HL. Stromal fibroblasts in cancer initiation and progression. Nature. 2004; 432(7015): 332-7.

47. Hwang RF, Moore T, Arumugam T, Ramachandran V, Amos KD, Rivera A, et al. Cancer-associated stromal fibroblasts promote pancreatic tumor progression. Cancer Res. 2008; 68(3): 918-26.

48. Grugan KD, Miller CG, Yao Y, Michaylira CZ, Ohashi S, Klein-Szanto AJ, et al. Fibroblast-secreted hepatocyte growth factor plays a functional role in esophageal squamous cell carcinoma invasion. Proc Natl Acad Sci U S A. 2010; 107(24): 11026-31.

49. Yashiro M, Hirakawa K. Cancer-stromal interactions in scirrhous gastric carcinoma. Cancer Microenviron. 2010; 3(1): 127-35.

50. Fuyuhiro Y, Yashiro M, Noda S, Matsuoka J, Hasegawa T, Kato Y, et al. Cancer-

associated orthotopic myofibroblasts stimulates the motility of gastric carcinoma cells. Cancer Sci. 2012; 103(4): 797-805.

51. Kurashige J, Mima K, Sawada G, Takahashi Y, Eguchi H, Sugimachi K, et al. Epigenetic modulation and repression of miR-200b by cancer-associated fibroblasts contribute to cancer invasion and peritoneal dissemination in gastric cancer. Carcinogenesis. 2015; 36(1): 133-41.

52. Yanaka Y, Muramatsu T, Uetake H, Kozaki K, Inazawa J. miR-544a induces epithelial-mesenchymal transition through the activation of WNT signaling pathway in gastric cancer. Carcinogenesis. 2015; 36(11): 1363-71.

53. Harazono Y, Muramatsu T, Endo H, Uzawa N, Kawano T, Harada K, et al. miR-655 is an EMT-suppressive microRNA targeting ZEB1 and TGFBR2. PLoS One. 2013; 8(5): e62757.

54. Yamamoto S, Inoue J, Kawano T, Kozaki K, Omura K, Inazawa J. The impact of miRNA- based molecular diagnostics and treatment of NRF2-stabilized tumors. Mol Cancer Res. 2014; 12(1): 58-68.

55. Uesugi A, Kozaki K, Tsuruta T, Furuta M, Morita K, Imoto I, et al. The tumor suppressive microRNA miR-218 targets the mTOR component Rictor and inhibits AKT phosphorylation in oral cancer. Cancer Res. 2011; 71(17): 5765-78.

56. Tsuruta T, Kozaki K, Uesugi A, Furuta M, Hirasawa A, Imoto I, et al. miR-152 is a tumor suppressor microRNA that is silenced by DNA hypermethylation in endometrial cancer. Cancer Res. 2011; 71(20): 6450-62.

57. Roberts DD. Regulation of tumor growth and metastasis by thrombospondin-1. FASEB J. 1996; 10(10): 1183-91.

58. Raugi GJ, Olerud JE, Gown AM. Thrombospondin in early human wound tissue. J Invest Dermatol. 1987; 89(6): 551-4.

59. Kashihara H, Shimada M, Yoshikawa K, Higashijima J, Tokunaga T, Nishi M, et al. Correlation between thrombospondin-1 expression in non-cancer tissue and gastric carcinogenesis. Anticancer Res. 2017; 37(7): 3547-52.

60. Eckmann L, Nebelsiek T, Fingerle AA, Dann SM, Mages J, Lang R, et al. Opposing functions of IKKbeta during acute and chronic intestinal inflammation. Proc Natl Acad Sci U S A. 2008; 105(39): 15058-63.

61. Alvarez MC, Ladeira MS, Scaletsky IC, Pedrazzoli J Jr, Ribeiro ML. Methylation pattern of THBS1, GATA-4, and HIC1 in pediatric and adult patients infected with Helicobacter pylori. Dig Dis Sci. 2013; 58(10): 2850-7.

62. Mazurek S, Boschek CB, Hugo F, Eigenbrodt E. Pyruvate kinase type M2 and its role in tumor growth and spreading. Semin Cancer Biol. 2005; 15(4): 300-8.

63. Christofk HR, Vander Heiden MG, Harris MH, Ramanathan A, Gerszten RE, Wei R, et al. The M2 splice isoform of pyruvate kinase is important for cancer metabolism and tumour growth. Nature. 2008; 452(7184): 230-3.

64. Christofk HR, Vander Heiden MG, Wu N, Asara JM, Cantley LC. Pyruvate kinase M2 is a phosphotyrosine-binding protein. Nature. 2008; 452(7184): 181-6.

65. Mazurek S. Pyruvate kinase type M2: a key regulator of the metabolic budget system in tumor cells. Int J Biochem Cell Biol. 2011; 43(7): 969-80.

66. Noguchi T, Yamada K, Inoue H, Matsuda T, Tanaka T. The L- and R-type isozymes of rat pyruvate kinase are produced from a single gene by use of different promoters. J Biol Chem. 1987; 262(29): 14366-71.

67. Clower CV, Chatterjee D, Wang Z, Cantley LC, Vander Heiden MG, Krainer AR. The alternative splicing repressors hnRNP A1/A2 and PTB influence pyruvate kinase isoform expression and cell metabolism. Proc Natl Acad Sci U S A. 2010; 107(5): 1894-9.

68. Vander Heiden MG, Cantley LC, Thompson CB. Understanding the Warburg effect: the metabolic requirements of cell proliferation. Science. 2009; 324(5930): 1029-33.

69. Deberardinis RJ, Sayed N, Ditsworth D, Thompson CB. Brick by brick: metabolism and tumor cell growth. Curr Opin Genet Dev. 2008; 18(1): 54-61.

70. Tong X, Zhao F, Thompson CB. The molecular determinants of de novo nucleotide biosynthesis in cancer cells. Curr Opin Genet Dev. 2009; 19(1): 32-7.

71. Warburg O. On the origin of cancer cells. Science. 1956; 123(3191): 309-14.

72. Shiroki T, Yokoyama M, Tanuma N, Maejima R, Tamai K, Yamaguchi K, et al. Enhanced expression of the M2 isoform of pyruvate kinase is involved in gastric cancer development by regulating cancer-specific metabolism. Cancer Sci. 2017; 108(5): 931-40.

73. Lim JY, Yoon SO, Seol SY, Hong SW, Kim JW, Choi SH, et al. Overexpression of the M2 isoform of pyruvate kinase is an adverse prognostic factor for signet ring cell gastric cancer. World J Gastroenterol. 2012; 18(30): 4037-43.

74. Kwon OH, Kang TW, Kim JH, Kim M, Noh SM, Song KS, et al. Pyruvate kinase M2 promotes the growth of gastric cancer cells via regulation of Bcl-xL expression at transcriptional level. Biochem Biophys Res Commun. 2012; 423(1): 38-44.

75. Wang LY, Liu YP, Chen LG, Chen YL, Tan L, Liu JJ, et al. Pyruvate kinase M2 plays a dual role on regulation of the EGF/EGFR signaling via E-cadherin-dependent manner in gastric cancer cells. PLoS One. 2013; 8(6): e67542.

76. Sutherland LC, Wang K, Robinson AG. RBM5 as a putative tumor suppressor gene for lung cancer. J Thorac Oncol. 2010; 5(3): 294-8.

77. Maarabouni MM, Williams GT. The antiapoptotic RBM5/LUCA-15/H37 gene and its

role in apoptosis and human cancer: research update. Sci World J. 2006; 6: 1705-12.

78. Sutherland LC, Rintala-Maki ND, White RD, Morin CD. RNA binding motif (RBM) proteins: a novel family of apoptosis modulators? J Cell Biochem. 2005; 94(1): 5-24.

79. Bechara EG, Sebestyen E, Bernardis I, Eyras E, Valcarcel J. RBM5, 6, and 10 differentially regulate NUMB alternative splicing to control cancer cell proliferation. Mol Cell. 2013; 52(5): 720-33.

80. Fushimi K, Ray P, Kar A, Wang L, Sutherland LC, Wu JY. Up-regulation of the proapoptotic caspase 2 splicing isoform by a candidate tumor suppressor, RBM5. Proc Natl Acad Sci U S A. 2008; 105(41): 15708-13.

81. Bonnal S, Martinez C, Forch P, Bachi A, Wilm M, Valcarcel J. RBM5/Luca-15/H37 regulates Fas alternative splice site pairing after exon definition. Mol Cell. 2008; 32(1): 81-95.

82. Kobayashi T, Ishida J, Musashi M, Ota S, Yoshida T, Shimizu Y, et al. p53 transactivation is involved in the antiproliferative activity of the putative tumor suppressor RBM5. Int J Cancer. 2011; 128(2): 304-18.

83. Liang H, Zhang J, Shao C, Zhao L, Xu W, Sutherland LC, et al. Differential expression of RBM5, EGFR and KRAS mRNA and protein in non-small cell lung cancer tissues. J Exp Clin Cancer Res. 2012; 31: 36.

84. Oh JJ, West AR, Fishbein MC, Slamon DJ. A candidate tumor suppressor gene, H37, from the human lung cancer tumor suppressor locus 3p21.3. Cancer Res. 2002; 62(11): 3207-13.

85. Kobayashi T, Ishida J, Shimizu Y, Kawakami H, Suda G, Muranaka T, et al. Decreased RNA- binding motif 5 expression is associated with tumor progression in gastric cancer. Tumour Biol. 2017; 39(3): 1010428317694547.

86. Hirata K, Suzuki H, Imaeda H, Matsuzaki J, Tsugawa H, Nagano O, et al. CD44 variant 9 expression in primary early gastric cancer as a predictive marker for recurrence. Br J Cancer. 2013; 109(2): 379-86.

87. Collins AT, Berry PA, Hyde C, Stower MJ, Maitland NJ. Prospective identification of tumorigenic prostate cancer stem cells. Cancer Res. 2005; 65(23): 10946-51.

88. Dalerba P, Dylla SJ, Park IK, Liu R, Wang X, Cho RW, et al. Phenotypic characterization of human colorectal cancer stem cells. Proc Natl Acad Sci U S A. 2007; 104(24): 10158-63.

89. Ishimoto T, Nagano O, Yae T, Tamada M, Motohara T, Oshima H, et al. CD44 variant regulates redox status in cancer cells by stabilizing the xCT subunit of system xc(−) and thereby promotes tumor growth. Cancer Cell. 2011; 19(3): 387-400.

90. Tsugawa H, Suzuki H, Saya H, Hatakeyama M, Hirayama T, Hirata K, et al. Reactive

oxygen species-induced autophagic degradation of Helicobacter pylori CagA is specifically suppressed in cancer stem-like cells. Cell Host Microbe. 2012; 12(6): 764-77.

91. Yae T, Tsuchihashi K, Ishimoto T, Motohara T, Yoshikawa M, Yoshida GJ, et al. Alternative splicing of CD44 mRNA by ESRP1 enhances lung colonization of metastatic cancer cell. Nat Commun. 2012; 3: 883.

92. Epstein MA, Achong BG, Barr YM. Virus particles in cultured lymphoblasts from Burkitt's lymphoma. Lancet. 1964; 1(7335): 702-3.

93. Jha HC, Banerjee S, Robertson ES. The role of gammaherpesviruses in cancer pathogenesis. Pathogens. 2016; 5(1): E18.

94. Le Negrate G. Viral interference with innate immunity by preventing NF-kappaB activity. Cell Microbiol. 2012; 14(2): 168-81.

95. Shimizu T, Marusawa H, Endo Y, Chiba T. Inflammation-mediated genomic instability: roles of activation-induced cytidine deaminase in carcinogenesis. Cancer Sci. 2012; 103(7): 1201-6.

96. Kawata S, Yashima K, Yamamoto S, Sasaki S, Takeda Y, Hayashi A, et al. AID, p53 and MLH1 expression in early gastric neoplasms and the correlation with the background mucosa. Oncol Lett. 2015; 10(2): 737-43.

97. Matsumoto Y, Marusawa H, Kinoshita K, Endo Y, Kou T, Morisawa T, et al. Helicobacter pylori infection triggers aberrant expression of activation-induced cytidine deaminase in gastric epithelium. Nat Med. 2007; 13(4): 470-6.

98. Goto A, Hirahashi M, Osada M, Nakamura K, Yao T, Tsuneyoshi M, et al. Aberrant activation-induced cytidine deaminase expression is associated with mucosal intestinalization in the early stage of gastric cancer. Virchows Arch. 2011; 458(6): 717-24.

99. Mohri T, Nagata K, Kuwamoto S, Matsushita M, Sugihara H, Kato M, et al. Aberrant expression of AID and AID activators of NF-kappaB and PAX5 is irrelevant to EBV-associated gastric cancers, but is associated with carcinogenesis in certain EBV-non-associated gastric cancers. Oncol Lett. 2017; 13(6): 4133-40.

100. Shimizu T, Marusawa H, Matsumoto Y, Inuzuka T, Ikeda A, Fujii Y, et al. Accumulation of somatic mutations in TP53 in gastric epithelium with Helicobacter pylori infection. Gastroenterology. 2014; 147(2): 407-17 e3.

第五章
胃癌的病理

Takashi Yao，Ryo Wada 著　谢江淼 译　王墨培、李　渊 审校

摘要：早期发现和准确诊断对癌症治疗影响深远。因此，活检标本的病理诊断显得尤为重要。癌侵犯至黏膜下层或更深层时再随访则为时已晚。为了提高患者的生活质量（ quality of life，QOL ），应在癌症出现转移前进行内镜诊断和切除。要通过活检标本实现对早期胃癌的正确组织学诊断，我们有必要了解日本和西方的病理学家在组织学诊断上的差异，并学习非浸润性高分化特别是低度异型性腺癌的组织学特征。此外，为了选择合适的治疗方法，还必须了解特殊类型胃癌的临床病理特征，以及如何正确进行内镜切除标本的组织学评估。

关键词：胃癌·组织学诊断·腺癌伴肠母细胞分化·基底腺型腺癌·内镜根治性切除

5.1　日本和西方病理学家在组织学诊断上的差异

众所周知，在胃肠道肿瘤的诊断上，日本和西方病理学家存在一定的差异[1-6]。在西方国家，诊断癌症最可靠的发现是存在基质浸润（纤维成形性反应）。因此，根据细胞学异型性，将非侵袭性上皮瘤样病变分为低级别异型增生（ low-grade dysplasia，LGD ）和高级别异型增生（ high-grade dysplasia，HGD ）两种亚型。相较而言，在日本，癌的诊断需要结合细胞学和结构异型性共同诊断，而与基质浸润无关。因此，通过细胞学特征将非侵袭性上皮瘤样病变分为腺瘤和腺癌。

在日本，五层组分类法广泛用于内镜活检标本的组织学诊断。更新的组别分类法[7]与维也纳分类法[3]相似，但存在部分不同。在这两种分

类之间，第 1 组和第 1 类（非瘤变）与第 2 组和第 2 类（不确定瘤变）没有区别，关于第 3、4 和 5 组与类别之间的比较在表 5.1 中进行了说明。

在维也纳分类系统中，对高级别腺瘤或 HGD，非浸润性癌和可疑浸润性癌的诊断被归为一类（类别 4），称为非浸润性高级别肿瘤。该类别被定义为具有癌的细胞学和结构特性、但没有基质浸润的肿瘤。维也纳分类系统的使用提高了诊断的一致率 [3, 4]。HGD 和黏膜内癌在术语上的不同可通过上述差异来解释。

然而，当使用维也纳分类系统时，基于活检标本的组织学诊断可能会低估肿瘤分级或浸润深度 [8, 9]，这一观点已在西方国家的随访研究中得到证实 [10-15]。HGD 在短时间内常进展为浸润性癌，发生率为 67% ~ 85%，平均间隔为 4 个月至 1.5 年 [10-15]。这类 HGD 最初可能已经是癌，而并非进展为癌。相反，在日本的一项后续研究中，只有 10% 的 HGD 病例最终被诊断为癌 [16]。因此，术语"高分化腺瘤"应该用于 HGD。

另一方面，最关键的一点是，西方病理学家定义的 LGD（维也纳 3 类）也可以被日本病理学家（表 5.1）诊断为低度异型性的高分化腺瘤（well-differentiated adeno-carcinoma of low-grade atypia，WD-AC-LG）（第 5 组）。在西方研究中，从 LGD 演变为浸润性癌的发生率为 0 ~ 23% [10-15]，而在日本研究中仅为 3% [16]。这些结果表明，LGD（包括低级别 LG 腺瘤）的诊断标准存在一定的差异。实际上，根据日本的诊断标准，在某些报道中已证实的 LGD 的组织学特征 [17, 18] 应归类为 WD-AC-LG。为了解决活检和切除标本之间的差异，对腺瘤和 WD-AC-LG 进行鉴别诊断至关重要。

表 5.1　维也纳分类和日本组别分类的对比

			类别		
			3	4	5
分组	3	腺瘤	低分化腺瘤或 LGD		
	4	可疑癌		高分化腺瘤或 HGD	
	5	癌	LDG 的一部分	HGD 的大部分	
				非浸润性腺癌	
				可疑浸润性癌	浸润性癌

5.2　腺瘤和 WD-AC-LG 的鉴别诊断

在从内镜医师提供的大量活检标本的例行诊断中，以及后续检查同一肿瘤切除标本的病理结果获得的反馈中，日本病理学家学习并积累了临床经验。他们通过比较同一病变中黏膜与黏膜下组分的组织学特征，建立了日本黏膜内癌的诊断标准。当浸润癌的黏膜内与黏膜下部分具有相同的细胞学特征时，不论是否浸润基质，都应将其称为癌。肿瘤细胞在黏膜阶段已具有了癌的侵袭能力，因此，根据黏膜成分的细胞学特征进行癌的诊断会更合乎逻辑。

我们还了解到，即使 WD-AC-LG 也具有侵袭能力[19]，并且其细胞学特征与腺瘤不同。低级别腺瘤和 WD-AC-LG 的共同组织学特征是非浸润性，分化良好，核位于基底部位，核质比（N/C ratio）低（小于 50％）。它们之间的区别在于核的形态（核型及排列）不同。在腺瘤中，除幽门腺类型外，其余类型的腺瘤细胞核呈梭形，规则排列在基底侧（图 5.1a）；而 WD-AC-LG 的核呈卵圆形，排列在基底区域，可规则或不规则排列（图 5.2a 和图 5.3a）。

除了我们的经验外，以下研究也证明了日本诊断标准的合理性。第一，出现胃分化提示腺癌而非腺瘤。一项针对边缘性病变的随访研究表明，出现胃分化是向恶性转化的危险因素之一[20, 21]。第二，按照日本的标准，细胞分化的趋势不同于典型的腺瘤，即小肠分化，可通过特征性

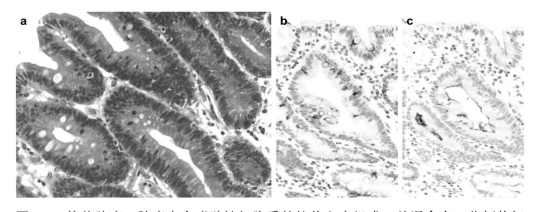

图 5.1　管状腺瘤。肿瘤由含嗜酸性细胞质的柱状上皮组成，并混合有一些杯状细胞和潘氏细胞。细胞核呈纺锤状，规则地排列在基底侧（a）。免疫组化染色显示，MUC6（b）代表存在杯状细胞，CD10（c）代表有刷状缘，这表明其为小肠型分化

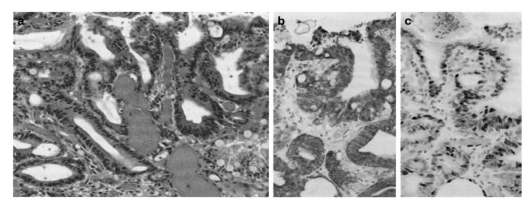

图 5.2　高分化低级别异型增生性腺癌。肿瘤由含苍白的嗜酸性细胞质的柱状上皮组成。杯状细胞和潘氏细胞均未显现。细胞核呈圆形，不规则排列（a）在基底侧。MUC5AC的免疫组化染色显示胃小凹性分化（b）。Ki-67 的弥漫分布也是腺癌的特征（c）

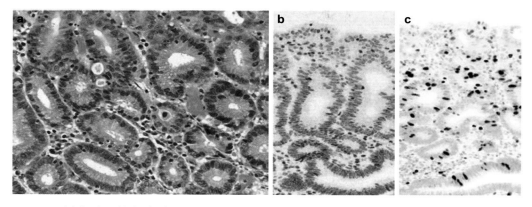

图 5.3　低度异型性的高分化腺癌。肿瘤由具有苍白的嗜酸性细胞质的柱状上皮组成。杯状细胞和潘氏细胞均未显现。细胞核呈圆形，位于基底侧，无不规则排列（a）。免疫组化显示，MUC2（b）、MUC5AC，MUC6 和 CD10 在该肿瘤中均为阴性，表明其为零表型。Ki-67 的不规则分布也是腺癌的特征（c）

的杯状细胞、刷状缘和潘氏细胞进行识别，癌则倾向于向胃或胃肠道组织分化[22, 23]。第三，腺瘤和癌中亲脂蛋白表达的发生率和形式不同[24]。第四，大多数腺瘤的增殖区靠近表面呈带状，癌则倾向于有不规则或弥漫分布的增殖细胞[22-24]。第五，即使在 WD-AC-LG 中，也发现了与晚期胃癌相同的遗传学异常[25]。这些发现表明，除了细胞核的异常之外，增殖细胞的细胞学分化和分布对于鉴别诊断也很重要。

　　根据细胞核特征和细胞学差异提出了用于鉴别腺瘤和 WD-AC-LG 的流程（图 5.4 ）。当然，这仅仅是一个简单的流程，对于个别案例也存在中间状态的病变。当难以进行鉴别诊断时，可通过免疫组化染色如 MUC5AC（腺泡细胞）、MUC2（杯状细胞）、MUC6（幽门腺和黏液颈细胞）和 CD10（小肠刷缘）等来评估细胞分化。典型的腺瘤表现为小肠分化，其特征是存在杯状细胞、刷状缘和潘氏细胞（图 5.1b、c ），腺癌则倾向于胃、胃肠道或零表型（图 5.2b 和图 5.3b ）。另外，用于评估增殖细胞分布的 Ki-67 对鉴别诊断也有用处。当 Ki-67 阳性细胞在肿瘤中不规则或弥漫分布时（图 5.2c 和图 5.3c ），肿瘤更有可能是腺癌而不是腺瘤 [22, 23]。

　　幽门腺型腺瘤是一种罕见且独特的变体。此类肿瘤主要由与 M 幽门腺型细胞（MUC6 阳性）相似的黏液细胞组成，并被小凹型细胞（MUC5AC 阳性）所覆盖。典型的幽门腺型腺瘤在表面附近的小凹型细胞和幽门腺型细胞之间有一个增生区。增殖细胞的不规则或弥漫性分布和（或）MUC5AC 弥漫阳性是腺癌而非腺瘤的特征。

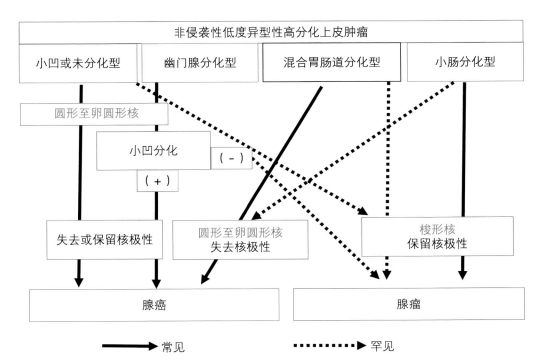

图 5.4　腺瘤与低度异型高分化腺癌的鉴别诊断流程

5.3 日本分类中的特殊类型胃癌

目前的日本胃癌组织学分类[7]与 WHO 的分类[26]相似，但有细微差别。日本与 WHO 分类之间的比较如表 5.2 所示。在日本分类中列出的三种低分化的腺癌，即实体型（por1）、具有肠母细胞分化的腺癌（AC-Ent）和胃底腺型腺癌（AC-FG），在 WHO 分类中则未予描述。其临床病理特征见表 5.1。

表 5.2　日本与 WHO 分类之间的比较

2017 日本分类（第 15 版）	2010 WHO 分类
共同类型	
乳头状腺癌（pap）	乳头状癌
管状腺癌	管状癌
高分化（tub1）	
中分化（tub2）	
低分化	低黏附性癌
实变型（por1）	（未描述）
非实变型（por2）	
印戒细胞癌（sig）	（纳入低黏附性癌）
黏液癌（muc）	黏液癌
（未描述）	混合腺癌
特殊类型	神经内分泌肿瘤
类癌	神经内分泌肿瘤（NET）、G1 和 G2
内分泌癌	神经内分泌癌
（未描述）	混合腺神经内分泌癌
腺鳞癌	腺鳞癌
鳞状细胞癌	鳞状细胞癌
伴肠母细胞分化型腺癌	（类似于胚胎癌）
肝样腺癌	肝样腺癌
胃底腺型腺癌	（未描述）
伴淋巴样基质型癌	伴淋巴样基质型癌
未分化型癌	未分化型癌

5.3.1　低分化实体型腺癌（por1）

无腺体形成的腺癌被分类为低分化腺癌，进一步再分为两种亚型——实体型（por1）和非实体型（por2）。por1倾向于通过淋巴通道转移，并在整个腹膜中扩散，而por2倾向于通过静脉转移。por1通常在肿瘤周围伴有分化成分[27, 28]。虽然por1可以分为低分化型，但在组织学和生物学上por1与高分化型相似。在日本胃癌分类中首次描述了por1（第12版，1993年），而在2010年的日本胃癌分类（第14版，2010年）中，既往归类为por1的伴淋巴样基质型癌被重新定义为特殊类型，因为伴淋巴样基质型癌是一种与EB病毒感染相关的特殊类型。对以实体生长的癌如肝样腺癌和内分泌癌，应当通过免疫组化进行区分。

5.3.2　伴肠母细胞分化型腺癌（AC-Ent）

AC-Ent最早是由Matsunou报道[29]，只有少数病例以（富含糖原的）透明细胞腺癌这一名称报道[30, 31]。尽管日本胃癌分类（第14版，2010年）把AC-Ent归为混杂癌并附简短说明，但目前AC-Ent的诊断标准尚未确立，其临床病理特征尚未明确。

2016年，Murakami等确立了AC-Ent具有重要侵袭生物学行为且肝转移发生率很高，将AC-Ent定义为具有透明细胞质的腺癌，类似于胎儿肠道组织，并呈管状、乳头状和实体型生长，并表达至少一种肠母细胞标志物（AFP，glypican 3或SALL4）[32]（图5.5）。甚至早期的AC-Ent都具有侵袭性的生物学行为。这一点通过静脉浸润和肝转移的高发生率可证实[32, 33]。肝样腺癌与AC-Ent具有共同的特征，如组织学特征、肠母标志物的表达和高肝转移率[34-36]。因此，肝样腺癌可以作为AC-Ent实体变异型纳入AC-Ent中。

5.3.3　胃底腺型腺癌（AC-FG）

Tsukamoto等于2006年首次报道了具有主细胞分化作用的腺癌[37]，Ueyama等于2010年提出了AC-FG，这是一种新型胃腺癌，具有明显的临床病理特征，包括肿瘤位置（胃上部）、组织学特征、表型表达和低恶性程度（增殖活性低，无淋巴管浸润，预后良好）[38]。从组织学上讲，AC-FG属于上皮肿瘤，主要由与主细胞或壁细胞相似的肿瘤性腺细

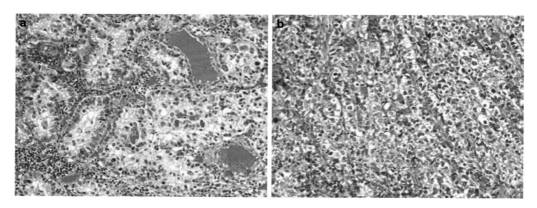

图 5.5 肠母细胞分化型腺癌。肿瘤具有透明细胞质，并呈管状（a）和实体层状生长（b）

胞组成（图 5.6），胃蛋白酶原 I 和（或）H^+/K^+-ATP 酶阳性。几乎所有 AC-FG 病例的胃蛋白酶原 I 和 MUC6 均呈阳性，这表明 AC-FG 主要由向主细胞分化的未成熟的癌细胞组成[39]。AC-FG 的核质比通常非常低，并且类似于胃底腺体，因此使用活检标本进行诊断有时很困难。

西方病理学家建议将 AC-FG（尤其是局限于黏膜内时）归类为泌酸性腺息肉 / 腺瘤[40]。尽管 AC-FG 是一种低度恶性肿瘤，但这种无转移潜力的黏膜病变应当按照癌症治疗，并在其获得转移潜力之前进行内镜切除。最近，已发现具有淋巴管浸润或壁内转移的侵袭性变异类型[41, 42]。

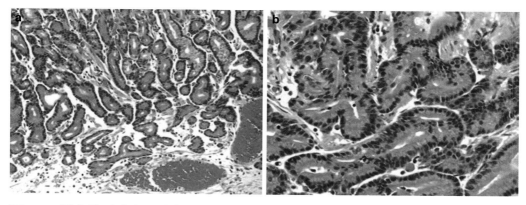

图 5.6 胃底腺型腺癌。肿瘤由类似于胃底腺的高分化柱状细胞组成，主要为浅灰蓝色嗜碱性胞质及轻度增大的细胞核的主细胞，按不规则的管状结构生长（a、b）

之后，还发现 AC-FG 与幽门螺杆菌感染无显著相关性 [41, 43]。无论现在和将来，AC-FG 都应倍加关注。

5.4　内镜切除标本的组织学评估

对于具有低淋巴结转移风险的癌，应行根治性内镜切除术。据报道，黏膜内胃癌的淋巴结转移发生率为 2% [44-47]。

日本胃癌治疗指南（2014，第 4 版）提供了根治性内镜切除术的指征 [48]（图 5.7）。通过组织学检查切缘的状态、肿瘤大小、组织学类型、浸润深度、溃疡（包括瘢痕）和淋巴血管浸润的情况来评估内镜切除术的可治愈性。

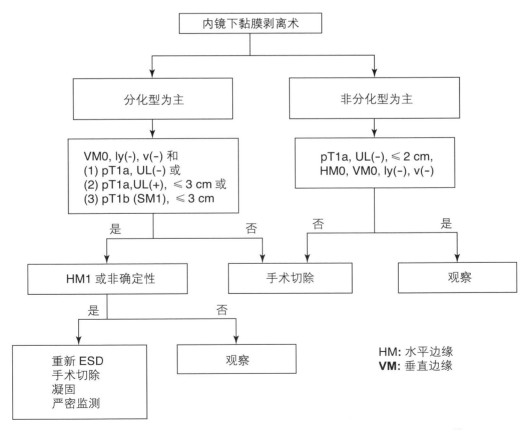

图 5.7　2014 年日本胃癌治疗指南关于内镜切除术后的治疗选择 [4]

为了评估组织学细节，正确处理切除的标本至关重要。应当展开标本并钉在板上，固定在 10% 福尔马林溶液中，并逐步切成 2~3 mm 宽的切片。建议对切片前后的大体图像进行记录[49]。

通常情况下，主导的组织类型代表了病变的组织类型，即便是病变代表性的组织类型为分化型腺癌，但是存在的低分化成分增加了转移的概率。就我们目前的认识，分化型腺癌伴随一些区域的未分化成分无法达到根治性切除，应建议追加外科手术。

日本指南中尚未描述乳头状腺癌（pap）的意义。尽管 pap 被归类为分化型腺癌，但与管状腺癌相比，pap 被认为是预后不良因素，因为其淋巴血管浸润以及转移至淋巴结和肝的风险更高[50-52]。这种趋势通过对内镜切除胃癌的分析得到了证实[53]。

参考文献

1. Schlemper RJ, Itabashi M, Kato Y, et al. Differences in diagnostic criteria for gastric carcinoma between Japanese and Western pathologists. Lancet. 1997; 349: 1725-9.

2. Schlemper RJ, Itabashi M, Kato Y, et al. Differences in the diagnostic criteria used by Japanese and Western pathologists to diagnose colorectal carcinoma. Cancer. 1998; 82: 60-9.

3. Schlemper RJ, Riddell RH, Kato Y, et al. The Vienna classification of gastrointestinal epithelial neoplasia. Gut. 2000; 47: 251-5.

4. Schlemper RJ, Kato Y, Stolte M. Review of histological classifications of gastrointestinal epithelial neoplasia: differences in diagnosis of early carcinomas between Japanese and Western pathologists. J Gastroenterol. 2001; 36: 445-56.

5. Lauwers GY, Shimizu M, Correa P, et al. Evaluation of gastric biopsies for neoplasia: differences between Japanese and Western Pathologists. Am J Surg Pathol. 1999; 23: 511-8.

6. Riddell RH, Iwafuchi M. Problems arising from eastern and western classification systems for gastrointestinal dysplasia and carcinoma: are they resolvable? Histopathology. 1998; 33: 197-202.

7. Japanese Gastric Cancer Association. Japanese classification of gastric carcinoma. 15th ed. Tokyo: Kanehara; 2017.

8. Cho SJ, Choi IJ, Kim CG, et al. Risk of high-grade dysplasia or carcinoma in gastric biopsyproven low-grade dysplasia: an analysis using the Vienna classification. Endoscopy. 2011; 43: 465-71.

9. Yoshida M, Shimoda T, Kusafuka K, et al. Comparative study of Western and Japanese criteria for biopsy-based diagnosis of gastric epithelial neoplasia. Gastric Cancer. 2015; 18: 239-45.

10. Saraga EP, Gardiol D, Costa J. Gastric dysplasia. A histological follow-up study. Am J Surg Pathol. 1987; 11: 788-96.

11. Rugge M, Farinati F, Di Mario F, et al. Gastric epithelial dysplasia: a prospective multicenter follow-up study from the interdisciplinary group on gastric epithelial dysplasia. Hum Pathol. 1991; 22: 1002-8.

12. Farinati F, Rugge M, Di Mario F, et al. Early and advanced gastric cancer in the follow-up of moderate and severe gastric dysplasia patients. A prospective study. I.G.G.E.D.-interdisciplinary group on gastric epithelial dysplasia. Endoscopy. 1993; 25: 261-8.

13. Di Gregorio C, Morandi P, Fante R, et al. Gastric dysplasia. A follow-up study. Am J Gastroenterol. 1993; 88: 1714-9.

14. Rugge M, Farinati F, Baffa R, et al. Gastric epithelial dysplasia in the natural history of gastric cancer: a multicenter prospective follow-up study. Gastroenterology. 1994; 107: 1288-96.

15. Kokkola A, Haapiainen R, Laxen F, et al. Risk of gastric carcinoma in patients with mucosal dysplasia associated with atrophic gastritis: a follow up study. J Clin Pathol. 1996; 49: 979-84.

16. Yamada H, Ikegami M, Shimoda T, et al. Long-term follow-up study of gastric adenoma/ dysplasia. Endoscopy. 2004; 36: 390-6.

17. Sung JK. Diagnosis and management of gastric dysplasia. Korean J Intern Med. 2016; 31: 201-9.

18. Lee CK, Chung IK, Lee SH, Kim SP, Lee SH, Lee TH, et al. Is endoscopic forceps biopsy enough for a definitive diagnosis of gastric epithelial neoplasia? J Gastroenterol Hepatol. 2010; 25: 1507-13.

19. Yao T, Utsunomiya T, Oya M, Nishiyama K, Tsuneyoshi M. Extremely well-differentiated adenocarcinoma of the stomach: clinicopathological and immunohistochemical features. World J Gastroenterol. 2006; 12: 2510-6.

20. Kolodziejczyk P, Yao T, Oya M, et al. Long term follow-up study of patients with gastric adenomas with malignant transformation. Cancer. 1994; 74: 2896-907.

21. Fuchigami T, Iwashita A, Sakai Y, et al. Gastric benign/borderline lesion diagnosed as Group Ⅲ by biopsy specimen: diagnostic problems from the viewpoint of long-term clinical course. Stomach Int. 1994; 29: 153-67. (in Japanese with English abstract).

22. Minematsu H, Satito Y, Kakinoki R, et al. Evaluation of mucin expression patterns in gastric borderline (group Ⅲ) lesions. J Gastroenterol. 2006; 41: 547-53.

23. Gushima R, Yao T. Pathological differentiation of adenomas and differentiated-type adenocarcinoma of the stomach —— gastric adenoma with an intestinal phenotype. Stomach Int. 2014; 49: 1827-36. (in Japanese with English abstract).

24. Gushima R, Yao T, Kurisaki-Arakawa A, et al. Expression of adipophilin in gastric epithelial neoplasia is associated with intestinal differentiation and discriminates between adenoma and adenocarcinoma. Virchow Arch. 2016; 468: 169-77.

25. Kukshima R, Mukaisho K, Tsukashita S, et al. Molecular biological characteristics of early stomach adenocarcinomas of the completely gastric phenotype revealed by laser capture microdissection and comparative genomic hybridization. Stomach Int. 2003; 38: 707-21. (in Japanese with English abstract).

26. Lauwers GY, Carneiro F, Graham DY, et al. Tumors of the stomach. In: Bosman FT, Carneiro F, Hurban RH, Theise ND, editors. WHO classification of tumours of the digestive system. Lyon, France: IARC Press; 2010. p. 45-58.

27. Ueyama T, Tsuneyoshi M. Poorly differentiated solid type adenocarcinomas in the stomach: a clinicopathologic study of 71 cases. J Surg Oncol. 1992; 51: 81-7.

28. Adachi Y, Mori M, Maehara Y, et al. Poorly differentiated medullary carcinoma of the stomach. Cancer. 1992; 70: 1462-6.

29. Matsunou H, Konishi F, et al. Alpha-fetoprotein-producing gastric carcinoma with enteroblastic differentiation. Cancer. 1994; 73: 534-40.

30. Govender D, Ramdial PK, Clarke B, et al. Clear cell (glycogen-rich) gastric adenocarcinoma. Ann Diagn Pathol. 2004; 8: 69-73.

31. Ghotli ZA, Serra S, Chetty R. Clear cell (glycogen rich) gastric adenocarcinoma: a distinct tubulopapillary variant with a predilection for the cardia/gastro-oesophageal region. Pathology. 2007; 39: 466-9.

32. Murakami T, Yao T, Mitomi H, et al. Clinicopathologic and immunohistochemical characteristics of gastric adenocarcinoma with enteroblastic differentiation: a study of 29 cases. Gastric Cancer. 2016; 19: 498-507.

33. Matsumoto K, Ueyama H, Matsumoto K, et al. Clinicopathological features of alpha-fetoprotein producing early gastric cancer with enteroblastic differentiation. World J Gastroenterol. 2016; 22: 8203-10.

34. Ushiku T, Shinozaki A, Shibahara J, et al. SALL4 represents fetal gut differentiation of gastric cancer, and is diagnostically useful in distinguishing hepatoid gastric carcinoma from hepatocellular carcinoma. Am J Surg Pathol. 2010; 34: 533-40.

35. Ushiku T, Uozaki H, Shinozaki A, et al. Glypican 3-expressing gastric carcinoma: distinct subgroup unifying hepatoid, clear-cell, and alpha-fetoprotein-producing gastric carcinomas. Cancer Sci. 2009; 100: 626-32.

36.　Kinjo T, Taniguchi H, Kushima R, et al. Histologic and immunohistochemical analyses of α-fetoprotein producing cancer of the stomach. Am J Surg Pathol. 2012; 36: 56-65.

37.　Tsukamoto T, Yokoi T, Maruta S, et al. Gastric adenocarcinoma with chief cell differentiation. Pathol Int. 2007; 57: 517-22.

38.　Ueyama H, Yao T, Nakashima Y, et al. Gastric adenocarcinoma of fundic gland type (chief cell predominant type): proposal for a new entity of gastric adenocarcinoma. Am J Surg Pathol. 2010; 34: 609-19.

39.　Ota H, Yamaguchi D, Iwaya M, et al. Principal cells in gastric neoplasia of fundic gland (chief cell predominant) type show characteristics of immature chief cells. Pathol Int. 2015; 65: 202-4.

40.　Singhi AD, Lazenby AJ, Montgomery EA. Gastric adenocarcinoma with chief cell differentiation: a proposal for reclassification as oxyntic gland polyp/adenoma. Am J Surg Pathol. 2012; 36: 1030-5.

41.　Yao T, Ueyama H, Kushima R, et al. New type of gastric carcinoma-adenocarcinoma of the Fundic gland type: its clinicopathological features and tumor development. Stomach Int. 2010; 45: 1192-202.

42.　Ueo T, Yonemasu H, Ishida T. Gastric adenocarcinoma of fundic gland type with unusual behavior. Dig Endosc. 2014; 26: 293-4.

43.　Ueyama H, Matsumoto K, Nagahara A, et al. Gastric adenocarcinoma of the fundic gland type (chief cell predominant type). Endoscopy. 2014; 46: 153-7.

44.　Oya M, Yao T, Nagai E, et al. Metastasizing intramucosal gastric carcinomas. Well differentiated type and proliferative activity using proliferative cell nuclear antigen and Ki-67. Cancer. 1995; 75: 926-35.

45.　Gotoda T, Yanagisawa A, Sasako M, et al. Incidence of lymph node metastasis from early gastric cancer: estimation with a large number of cases at two large centers. Gastric Cancer. 2000; 3: 219-25.

46.　Song SY, Park S, Kim S, et al. Characteristics of intramucosal gastric carcinoma with lymph node metastatic disease. Histopathology. 2004; 44: 437-44.

47.　Tanabe H, Iwashita A, Haraoka S, et al. Clinicopathological characteristics of intramucosal gastric carcinoma with lymph node metastasis. Stomach Int. 2006; 41: 1119-29. (in Japanese with English abstract).

48.　Japanese Gastric Cancer Association. Japanese gastric cancer treatment guidelines 2014 (ver. 4). Gastric Cancer. 2017; 20: 1-219.

49.　Ono H, Yao K, Fujishiro M, et al. Guidelines for endoscopic submucosal dissection and endoscopic mucosal resection for early gastric cancer. Dig Endosc. 2016; 28: 3-115.

50.　Yasuda K, Adachi Y, Shiraishi N, et al. Papillary adenocarcinoma of the stomach.

Gastric Cancer. 2000; 3: 33-8.

51. Nakashima Y, Yao T, Hirahashi M, Aishima S, Kakeji Y, Maehara Y, Tsuneyoshi M. Nuclear atypia grading score is a useful prognostic factor in papillary gastric adenocarcinoma. Histopathohlogy. 2011; 59: 841-9.

52. Sekiguchi M, Kushima R, Oda I, et al. Clinical significance of a papillary adenocarcinoma component in early gastric cancer: a single-center retrospective analysis of 628 surgically resected early gastric cancers. J Gastroentrol. 2015; 50: 424-34.

53. Sekiguchi M, Sekine S, Oda I, et al. Risk factors for lymphatic and venous involvement in endoscopically resected gastric cancer. J Gastroenterol. 2013; 48: 706-12.

第三部分
幽门螺杆菌风险分层和癌症筛查

第六章
血清标志物

Masanori Ito，Tomoyuki Boda，Takahiro Kotachi，Mariko Kiso，Kazuhiko Masuda，Kosaku Hata，Masaharu Yoshihara，Shinji Tanaka，Kazuaki Chayama 著　李　渊 译　石岩岩 审校

　　摘要：胃癌发生最重要的危险因素是存在幽门螺杆菌感染或幽门螺杆菌引起的慢性胃炎。幽门螺杆菌血清抗体检测是临床上最常用的方法，也是一项基于人群的胃癌大规模调查中最常用的方法。然而，一些曾感染幽门螺杆菌的患者滴度为阴性（称为阴性 - 高滴度），这可能是由意外或偶然根除幽门螺杆菌引起的。血清胃蛋白酶原（serum pepsinogen，PG）是评价胃炎症状态的另一种常用血清标志物。Miki 首先建立了一个根据 PG-I 和 PG-I/II 比值水平的系统性的诊断测试法来评估胃癌的风险，这个方法被称为"胃蛋白酶原试验"。Miki 和 Inoue 进一步通过检测血清幽门螺杆菌抗体滴度和 PG 试验的组合，创建了一个诊断测试法，称为"ABC危险分层系统"。然而，在这个系统中，将过去感染过幽门螺杆菌的患者误分到 A 组是一个重要问题，被称为"伪 A 组问题"。最近，日本幽门螺杆菌研究协会通过认真考虑幽门螺杆菌感染造成的胃癌风险，为诊断和治疗制定了一个新的流程图。这一诊断方法包括了形态学（内镜）评估，以诊断那些血清抗体试验确定的幽门螺杆菌未感染的患者。

　　关键词：幽门螺杆菌·血清抗体·胃蛋白酶原·胃蛋白酶原试验·ABC危险分层系统·内镜检查

6.1　血清抗幽门螺杆菌抗体滴度

　　幽门螺杆菌感染是胃癌发生的危险因素[1]。没有幽门螺杆菌感染的

患者很少发生胃癌，特别是在日本更是如此[2]。因此，评价幽门螺杆菌感染或幽门螺杆菌引起的慢性胃炎是否存在，是胃癌发病最重要的危险因素[3]。日本卫生与社会福利部批准了包括抗体检测法的 6 种幽门螺杆菌感染检测方法。从这些方法来看，幽门螺杆菌的血清抗体检测是日本临床实践中最常用的，也是基于人群的胃癌大规模筛查中最常用的方法。其中，日本最流行的方法是一种特定类型的酶联免疫吸附试验，名为 E 板（日本艾肯公司）[4]。本试剂盒中使用的抗原是从日本患者的标准幽门螺杆菌菌株中提取的[4]。

　　这种 E 板的判定值是 10 U/ml，但最近的研究表明，大多数真正的幽门螺杆菌未感染患者的滴度小于 3 U/ml[5]。这表明许多幽门螺杆菌感染（大多数应该是既往感染的）患者的阴性滴度从 3.0 到 9.9 U/ml（称为阴性 - 高滴度）[6]。在日本，使用抗生素意外或偶然地根除了幽门螺杆菌，可能是一些过去感染的患者在幽门螺杆菌抗体检测时结果为阴性 - 高滴度的主要原因。

6.2　血清胃蛋白酶原

　　血清胃蛋白酶原（PGs；PG-Ⅰ和 PG-Ⅱ）是胃黏膜中胃蛋白酶的酶原，是胃炎症的代表性标志物。虽然胃蛋白酶原是在胃的腺体中产生（PG-Ⅰ来自胃底腺的主细胞，PG-Ⅱ来自整个胃和十二指肠腺体）并分泌到胃腔中，其中大约 1% 的胃蛋白酶原回流到血管中[7]。1982 年 Samloff 首次在临床上应用"血清活检"方法，即利用血清 PG 水平来评估胃的炎症[8]。在日本，Miki 等首先报道了血清 PG 水平对评价胃萎缩状态的有效性和重要性[9]。

　　血清 PG 水平是评价胃炎症状态最流行和最标准的血清标志物。Naito 等总结了以往的研究，并证明了血清 PG 水平在胃炎症评价中的重要性[10]。血清 PG-Ⅰ水平随着胃体和胃窦炎症的严重而增加[11]。另外，胃体萎缩的患者 PG-Ⅰ水平降低[12]。这些数据表明，PG-Ⅰ水平首先随着炎症的严重而上升，然后随着胃体萎缩的严重而降低。然而，无论是在胃体还是胃窦部，随着胃炎症的增加，PG-Ⅱ水平增加[13]。黏膜皱襞增厚性胃炎患者 PG-Ⅱ水平也增加，并且这些患者必须同时存在萎缩性胃炎[11]。这些数据表明 PG-Ⅱ水平不仅在胃体部，而且在胃窦部都是活动性炎症的标志。存在胃体萎缩和炎症的患者，PG-Ⅰ/Ⅱ比值呈下降趋势，提示它是胃体炎症的有效标志[14]。Kiyohira 等获得的结果是相似的，他们通过建立用 PG-Ⅰ/Ⅱ比值和 PG-Ⅱ水平的诊断方法，来诊断胃内炎症的组织学特征[15]。

因此，血清胃蛋白酶原水平是评价胃癌风险的一个很好的指标。Yoshihara 等证明了使用 PG，特别是 PG-Ⅰ/Ⅱ作为胃癌发生的临床危险因素的重要性[16]。由于 PG-Ⅱ血清滴度高时，表明存在活动性胃炎，Ito 等证明血清 PG-Ⅱ水平对评估弥漫性胃癌风险的重要性[17]。

在感染幽门螺杆菌早期阶段通过根除治疗，可以改善炎症及其活动程度[18]。部分病例进行幽门螺杆菌根除后，虽然萎缩和肠上皮化生的严重级别也可以改善，但在治疗后，这些改善需要经历相对较长的时间[19]。以前的研究评估了根除治疗后 PG-Ⅰ、PG-Ⅰ/Ⅱ的水平以及 PG-Ⅱ水平的下降[20-22]。Haneda 等报道了在成功根除幽门螺杆菌后，使用血清 PG-Ⅰ/Ⅱ比值的标准（＜4.5）可以确定胃癌高危组[23]。

6.3　胃蛋白酶原试验，使用血清 PG 水平的诊断方法

血清 PG 水平是评价胃内炎症的代表性指标，因此它可能应用于胃癌评估。Miki 首先使用具有 PG-Ⅰ和 PG-Ⅰ/Ⅱ水平的系统诊断方法来评估胃癌风险，这种方法被称为"胃蛋白酶原试验"[24]。在"胃蛋白酶原试验"中，PG-Ⅰ和 PG-Ⅰ/Ⅱ的临界值分别为 70（50）ng/ml 和 3.0（2.0）。患者 PG-Ⅰ≤70（50）ng/ml 和 PG-Ⅰ/Ⅱ≤3（2）称为胃蛋白酶原试验阳性，判断为胃体有萎缩性胃炎，这意味着有罹患胃癌的风险。然而，这些标准确定了胃癌发生的高危人群，但不能诊断是否存在幽门螺杆菌感染引起的慢性胃炎。为了通过 PG 滴度确定幽门螺杆菌感染状态，需要修订标准。最近，Kitamura 等证明了通过 PG 诊断幽门螺杆菌感染所致慢性胃炎的新标准[25]。修正后的 PG-Ⅰ/Ⅱ≤5 的临界值对幽门螺杆菌所致胃炎的诊断具有最佳的敏感性和准确性。此外，在健康受试者的大规模筛查中，由于敏感性和特异性＞80%[25]，PG-Ⅰ/Ⅱ≤4.5 的临界值对诊断胃炎的存在更佳。Kikuchi 等还通过一项多中心研究报道证实，最佳标准为 PG-Ⅱ值至少 10（12）ng/ml 或 PG-Ⅰ/PG-Ⅱ比值不超过 5.0（4.0）时，敏感性为 96.3%（95.1%），特异性为 82.8%（72.8%）[26]。通过对血清 PG

水平的评估，我们可以评估患者的胃癌风险，但应该注意的是，血清 PG 水平受某些因素的影响，包括胃切除术、根除幽门螺杆菌、使用质子泵抑制剂（PPI）或肾功能不全。因为使用 PPI 的患者数量正在增加，在进行 PG 测试之前，详细的访谈是必不可少的 [27]。

6.4   使用血清 PG 和血清抗幽门螺杆菌滴度的 ABC 风险分层诊断系统

幽门螺杆菌感染是胃癌发生、发展的关键事件，可以通过检测血清抗幽门螺杆菌抗体滴度进行诊断。然而，当萎缩性胃炎进展到严重程度时，这种滴度可能变为阴性。Miki 和 Inoue 进一步通过血清幽门螺杆菌抗体滴度和 PG 试验建立了一种诊断方法，称为"ABC 风险分层诊断系统"（图 6.1）[28, 29]。幽门螺杆菌抗体血清学检测和 PG 检测结果均为阴性的受试者分入 A 组，幽门螺杆菌抗体阳性 /PG 阴性的受试者为 B 组，幽门螺杆菌抗体阳性 /PG 阳性的受试者为 C 组，幽门螺杆菌抗体阴性 /PG 阳性受试者为 D 组。特别是多因素 Meta 分析显示，A 组患者的胃癌风险低于 B、C 组，B 组的风险低于 C、D 组 [30]。此外，Yanaoka 等在他们的队列研究中证明了这一分层诊断系统的含义，其中胃癌的风险从 A 到 D 依次增加 [31]。

在这个系统中，A 组包括了既没有幽门螺杆菌感染、也无慢性萎缩性胃炎的人群，但 A 组包含了幽门螺杆菌既往感染的患者。Boda 等报道，约 10% 的胃肿瘤（癌症或腺瘤）患者属于 A 组 [32]。因此使用 ABC 分层系统的现行标准，这些患者的癌症风险可能被低估。在 ABC 风险分层中，A 组中这些幽门螺杆菌感染的患者（包括既往感染者）是一个重要的问题。由于 A 组的受试者被判定为健康的幽门螺杆菌未感染者，因此他们可能

	A	B	C	D
幽门螺杆菌抗体	-	+	+	-
胃蛋白酶原实验	-	-	+	+

图 6.1　ABC 风险分层系统。幽门螺杆菌抗体：判定值 10 U/ml。胃蛋白酶原实验：判定值，PG-I ≤ 70 ng/ml 以及 PG-I/II ≤ 3.0

被排除在人群的胃癌大规模调查之外。过去感染幽门螺杆菌的患者可能混杂有胃癌风险，这是一个至关重要的问题，称为"伪 A 组问题"。因此，研究者提出了一个修订的 ABC 风险分层系统，其中修订了血清幽门螺杆菌抗体的临界值，即使用幽门螺杆菌抗体滴度（3.0 U/ml）作为临界值[33]。

6.5　一种新的使用血清标志物和内镜下表现的风险分层系统

几种血清标志物对于评估胃癌风险是有价值的，但目前还没有一种令人满意的筛查胃癌的血清标志物。日本幽门螺杆菌研究学会（JSHR）通过考虑幽门螺杆菌感染引起的胃癌风险，创建了诊断和治疗流程图[34]。JSHR 进行了一项多中心研究，确定用来评估胃癌风险的最佳幽门螺杆菌血清抗体滴度（爱肯公司，日本）[35]。共有来自 10 个研究所或医院注册的 2519 例病例。这项多中心研究显示，使用 E 板检测，用于评估胃癌风险的最可靠的临界值是 3.0 U/ml。然而，血清抗体在风险评价中的准确性，特别是在老年人中并不令人满意。因此，对血清抗体试验判定为幽门螺杆菌未感染患者来说，形态学评估（内镜下诊断有无胃体萎缩性胃炎）是关键。

因此，JSHR 的结论是，即使在幽门螺杆菌抗体滴度小于 3 U/ml（用爱肯公司的 E 板检测，图 6.2）的受试者中，也应该进行内镜检查来评估胃癌的风险[34]。这些患者如果抗体滴度小于 3 U/ml，并且在胃体中没有萎缩性胃炎（按 Kimura-Takemoto 分类为 C0 或 C1）[36]，则发生胃癌的风险很低。如果患者在胃体中有萎缩（C2 级或以上）或血清幽门螺杆菌滴度 ≥ 3 U/ml，则应通过尿素呼气试验、粪便抗原试验或快速尿素酶试验来检测幽门螺杆菌。对上述检查结果为阳性的患者，应考虑根除幽门螺杆菌，以初级预防胃癌[37, 38]。

6.6　胃泌素和其他诊断方法

在西方国家，GastroPenal 是一个使用 ELISA 技术的生物标志物诊断方法，包括黏膜萎缩的三个标记（用于胃体萎缩的 PG-Ⅰ 和 PG-Ⅱ，用于胃窦萎缩的胃泌素 -17）和幽门螺杆菌 IgG 抗体[39]。血清胃泌素水平是胃

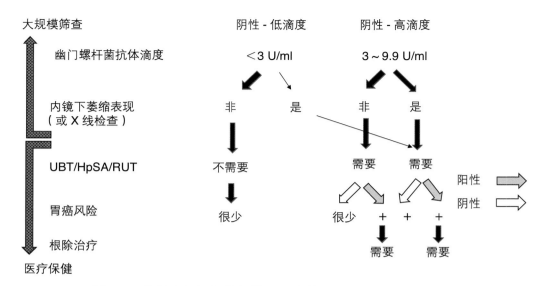

图 6.2　依据幽门螺杆菌抗体的胃癌筛查和胃癌初级预防建议

炎的另一个重要血清标志物。值得一提的是，因为自身免疫性胃炎在斯堪的纳维亚国家比日本更普遍，所以萎缩性胃炎的病因在日本和斯堪的纳维亚国家之间并不相似 [40]。在西方和斯堪的纳维亚国家，胃泌素水平是已知的胃窦炎症的标志。但是在日本，血清胃泌素水平升高（高胃泌素血症）是酸产量减少的标志，表明了胃体萎缩 [41]。此外，在日本国内 ELISA 试剂盒中，只有包括胃泌素 -17 在内的总胃泌素水平才能进行检测。因为在不同国家之间使用的 ELISA 试剂盒不相同，因此在西方和东方国家之间检测的 PG 滴度并不总是相同的 [42]。

参考文献

1.　IARC Working Group Reports Vol. 8. *Helicobacter pylori* eradication as a strategy for preventing gastric cancer.

2.　Matsuo T, Ito M, Takata S, et al. Low prevalence of *Helicobacter pylori*-negative gastric cancer among Japanese. Helicobacter. 2011; 16: 415-9.

3.　Uemura N, Okamoto S, Yamamoto S, et al. *Helicobacter pylori* infection and the development of gastric cancer. N Engl J Med. 2001; 345: 784-9.

4.　Kawai T, Kawakami K, Kudo T, et al. A new serum antibody test kit (E plate) for evaluation of *Helicobacter pylori* eradication. Intern Med. 2002; 41(10): 780-3.

5. Kotachi T, Ito M, Yoshihara M, et al. Serological evaluation of gastric cancer risk by pep-sinogen and *Helicobacter pylori* antibody; relationship to endoscopic findings. Digestion. 2017; 95: 314-8.

6. Itoh T, Saito M, Marugami N, et al. Correlation between the ABC classification and radiological findings for assessing gastric cancer risk. Jpn J Radiol. 2015; 33: 636-44.

7. Miki K, Urita Y. Using serum pepsinogens wisely in a clinical practice. J Dig Dis. 2007; 8: 8-14.

8. Samloff IM. Relationships among serum pepsinogen I, serum pepsinogen II and gastric mucosal histology. A study in relatives of patients with pernicious anemia. Gastroenterology. 1982; 83: 204-9.

9. Miki K, Ichinose M, Shimizu A, et al. Serum pepsinogens as a screening test of extensive chronic gastritis. Gastroenterol Jpn. 1987; 22(2): 133-41.

10. Naito Y, Ito M, Watanabe T, Suzuki H. Biomarkers in patients with gastric inflammation: a systematic review. Digestion. 2005; 72(2-3): 164-80.

11. Yasunaga Y, Bonilla-Palacios JJ, Shinomura Y, et al. High prevalence of serum immunoglobulin G antibody to *Helicobacter pylori* and raised serum gastrin and pepsinogen levels in enlarged fold gastritis. Can J Gastroenterol. 1997; 11: 433-6.

12. Haruma K, Yoshihara M, Sumii K, et al. Gastric acid secretion, serum pepsinogen I, and serum gastrin in Japanese with gastric hyperplastic polyps or polypoid-type early gastric carcinoma. Scand J Gastroenterol. 1993; 28: 633-7.

13. Wagner S, Haruma K, Gladziwa U, et al. *Helicobacter pylori* infection and serum pepsinogen A, pepsinogen C, and gastrin in gastritis and peptic ulcer: significance of inflammation and effect of bacterial eradication. Am J Gastroenterol. 1994; 89: 1211-8.

14. Inoue M, Kobayashi S, Matsuura A, et al. Agreement of endoscopic findings and serum pepsinogen levels as an indicator of atrophic gastritis. Cancer Epidemiol Biomark Prev. 1998; 7: 261-3.

15. Kiyohira K, Yoshihara M, Ito M, et al. Serum pepsinogen concentration as a marker of Helicobacter pylori infection and the histologic grade of gastritis; evaluation of gastric mucosa by serum pepsinogen levels. J Gastroenterol. 2003; 38: 332-8.

16. Yoshihara M, Sumii K, Haruma K, et al. Correlation of ratio of serum pepsinogen I and II with prevalence of gastric cancer and adenoma in Japanese subjects. Am J Gastroenterol. 1998; 93: 1090-6.

17. Ito M, Yoshihara M, Takata S, et al. Serum screening for detection of high-risk group for early- stage diffuse type gastric cancer in Japanese. J Gastroenterol Hepatol. 2012; 27: 598-602.

18. Haruma K, Mihara M, Okamoto E, et al. Eradication of *Helicobacter pylori* increases

gastric acidity in patients with atrophic gastritis of the corpus-evaluation of 24-h pH monitoring. Aliment Pharmacol Ther. 1999; 13: 155-62.

19. Ito M, Haruma K, Kamada T, et al. *Helicobacter pylori* eradication therapy improves atrophic gastritis and intestinal metaplasia: a 5-year prospective study of patients with atrophic gastritis. Aliment Pharmacol Ther. 2002; 16: 1449-56.

20. Ohkusa T, Takashimizu I, Fujiki K, et al. Changes in serum pepsinogen, gastrin, and immunoglobulin G antibody titers in *Helicobacter pylori*-positive gastric ulcer after eradication of infection. J Clin Gastroenterol. 1995; 25: 317-22.

21. Hunter FM, Correa P, Fontham E, et al. Serum pepsinogens as markers of response to therapy for *Helicobacter pylori* gastritis. Dig Dis Sci. 1993; 38: 2081-6.

22. Takata S, Ito M, Yoshihara M, et al. Host factors contributing to the discovery of gastric cancer after successful eradication therapy of *Helicobacter pylori*: preliminary report. J Gastroenterol Hepatol. 2007; 22(4): 571-6.

23. Haneda M, Kato M, Ishigaki S, et al. Identification of a high risk gastric cancer group using serum pepsinogen after successful eradication of *Helicobacter pylori*. J Gastroenterol Hepatol. 2013; 28: 78-83.

24. Miki K. Gastric cancer screening using the serum pepsinogen test method. Gastric Cancer. 2006; 9: 245-53.

25. Kitamura Y, Yoshihara M, Ito M, et al. Diagnosis of *Helicobacter pylori*-induced gastritis by serum pepsinogen levels. J Gastroenterol Hepatol. 2015; 30: 1473-7.

26. Kikuchi S, Kato M, Mabe K, et al. Optimal criteria and diagnostic ability of serum pepsinogen values for *Helicobacter pylori* infection. J Epidemiol. 2018. (in press).

27. Kiso M, Ito M, Boda T, et al. Endoscopic findings of the gastric mucosa during long-term use of proton pump inhibitor —— a multicenter study. Scand J Gastroenterol. 2017; 52: 828-32.

28. Miki K. Gastric cancer screening by combined assay for serum anti-*Helicobacter pylori* IgG antibody and serum pepsinogen levels —— "ABC method". Proc Jpn Acad Ser B Phys Biol Sci. 2011; 87: 405-14.

29. Inoue K, Fujisawa T, Haruma K. Assessment of degree of health of the stomach by concomitant measurement of serum pepsinogen and serum *Helicobacter pylori* antibodies. Int J Biol Markers. 2010; 25: 207-12.

30. Terasawa T, Nishida H, Kato K, et al. Prediction of gastric cancer development by serum pepsinogen test and *Helicobacter pylori* seropositivity in eastern Asians: a systematic review and meta-analysis. PLoS One. 2014; 9(10): e109783.

31. Yanaoka K, Oka M, Yoshimura N, et al. Risk of gastric cancer in asymptomatic, middle-aged Japanese subjects based on serum pepsinogen and *Helicobacter pylori* antibody

levels. Int J Cancer. 2008; 123: 917-26.

32. Boda T, Ito M, Yoshihara M, et al. Advanced method for evaluation of gastric cancer risk by serum markers: determination of true low-risk subjects for gastric neoplasm. Helicobacter. 2014; 19: 1-8.

33. Kato M, Sasajima M, Ito M, et al. My opinion. Jpn J Helicobacter Res. 2017; 18: 64-71.

34. The Japanese Society for Helicobacter Research homepage: http: //www.jshr.jp/ member/index. html#news170731 (permitted by JSHP).

35. Kawai T, Ito M, Aoyama N, et al. Evaluation of gastric cancer risk by optimized serum antibody titers against *H. pylori*: a multi-center retrospective study. Jpn J Helicobacter Res. 2018; 19(2),133-8 (in Japanese).

36. Kimura K, Takemoto T. An endoscopic recognition of the atrophic border and its significance in chronic gastritis. Endoscopy. 1969; 1: 87-97.

37. Asaka M. A new approach for elimination of gastric cancer deaths in Japan. Int J Cancer. 2013; 132: 1272-6.

38. Asaka M, Kato M, Sakamoto N. Roadmap to eliminate gastric cancer with *Helicobacter pylori* eradication and consecutive surveillance in Japan. J Gastroenterol. 2014; 49: 1-8.

39. Vaananen H, Vauhkonen M, Helske T, et al. Non-endoscopic diagnosis of atrophic gastritis with a blood test. Correlation between gastric histology and serum levels of gastrin-17 and pepsinogen I: a multicentre study. Eur J Gastroenterol Hepatol. 2003; 15: 885-91.

40. Haruma K, Komoto K, Kawaguchi H, et al. Pernicious anemia and *Helicobacter pylori* infection in Japan: evaluation in a country with a high prevalence of infection. Am J Gastroenterol. 1995; 90: 1107-10.

41. Haruma K, Kawaguchi H, Yoshihara M, et al. Relationship between *Helicobacter pylori* infection and gastric acid secretion in young healthy subjects. J Clin Gastroenterol. 1994; 19: 20-2.

42. Miki K, Fujishiro M. Cautious comparison between East and West is necessary in terms of the serum pepsinogen test. Dig Endosc. 2009; 21: 134-5.

第七章
在非癌性胃组织中通过累积的表观遗传改变来预测胃癌风险

Masahiro Maeda，Harumi Yamada，Hiroshi Moro，Toshikazu Ushijima 著

石岩岩 译 李 渊、次仁央金 审校

摘要： 胃癌的风险预测非常重要，特别是在日本，幽门螺杆菌根除的人群正在迅速增加，对于这部分人的风险预测的重要性更为明显。分析表观遗传变化（尤其是异常的 DNA 甲基化）在精准预测癌症风险方面具有巨大的潜力。幽门螺杆菌感染后会诱导胃黏膜的甲基化，此改变会持续存在，并成为胃癌发生的主要原因。幽门螺杆菌感染根除人群的DNA 甲基化水平与其胃癌风险相关，并且比累积的点突变具有更大的影响。甲基化标志物可以用于评估胃上皮细胞基因组中累积的整体表观基因组损伤。最初仅检测胃癌细胞中 CpG 岛的甲基化，之后的研究通过对胃癌患者和健康个体的胃黏膜进行分析，分离出更多的信息标志物。最后，研究者使用先进的技术和筛选算法开发了不受被污染的血细胞影响的高信息量标志物。为了将表观遗传学癌症风险诊断付诸实践，我们首先进行了一项多中心前瞻性队列研究，对接受过内镜治疗的胃癌患者中的异时性胃癌风险进行预测，并获得了初步的结论。我们目前正在进行一项新的全国性研究，以对健康的幽门螺杆菌根除的人群进行原发性胃癌的风险预测。表观遗传学癌症风险诊断最初是为胃癌早期预测开发的，有可能也适用于其他与炎症相关的癌症，在精准医学方面具有巨大的潜力。

关键词： 表观遗传学·癌症风险·DNA 甲基化·炎症·癌变

7.1　导言

许多国家已经做到了胃癌的预防，对于这个问题，根除幽门螺杆菌至关重要 [1]。在日本，作为一项国家政策，国家健康保险对幽门螺杆菌根除治疗的承保范围扩大到了治疗慢性胃炎，以预防胃癌的发生。这种改变正在导致胃癌流行病学的示范式转变。根除幽门螺杆菌有望降低胃癌的发病率并改变胃癌谱。同时，这项新政策导致接受幽门螺杆菌根除治疗的人数显著增加，并且由于即使在根除幽门螺杆菌后胃癌仍可能发生，因此接受医生建议的幽门螺杆菌根除后进行定期监测人群也随之增加 [2]。因此，这样的人可能患有焦虑症并且必须承担 X 线或内镜检查的费用，这也是社会负担。所以，风险分层系统是必要的。

但是，迄今为止，尚无预测幽门螺杆菌根除治疗后的健康人群发生胃癌风险的生物标志物。目前已有研究对与幽门螺杆菌感染增强的宿主炎症反应 [3] 或细胞增殖 [4] 相关的遗传多态性进行了预测，以预测胃癌的风险。然而，到目前为止，这些标志物的预测能力已显示出不足。幽门螺杆菌相关的黏膜变化，如胃萎缩，也被认为与胃癌的发展有关 [5]。然而，大多数感染幽门螺杆菌的患者患有胃萎缩，并且内镜检查不能提供足够的筛查。此外，胃蛋白酶原检测结合幽门螺旋菌抗体检测具有非侵入性的巨大优势，但目前尚不了解其在接受幽门螺杆菌根除治疗的健康人群中的有效性。

作为克服以上缺点的潜在生物标志物，胃黏膜中积累的表观遗传学改变，即异常的 DNA 甲基化，已被凸显出来。横断面研究显示，在没有幽门螺杆菌现症感染的个体中，DNA 甲基化水平与胃癌风险之间密切相关 [6, 7]。为了评估胃黏膜中 DNA 甲基化的水平，使用反映整体表观基因组损伤的合适的表观遗传标志物很重要 [8]。在使用此类标志物的多中心前瞻性队列研究中 [9, 10]，研究者成功地证明了表观遗传学风险预测在接受内镜治疗后的胃癌患者异时性胃癌中的效用 [11, 12]。另外，我们使用具有更大信息量的甲基化标志物 [13]，开展了一项新的全国性多中心前瞻性队列研究（ UMIN000016894 ），用于预测已接受幽门螺杆菌根除治疗的健康个体发生原发性胃癌的风险。

在本章中，我们首先简要解释了 DNA 甲基化。然后，我们将利用在胃黏膜中积累的表观遗传改变介绍胃癌的风险预测，重点是与胃癌风险相关的信息性表观遗传标志物的分离以及 2 项有关胃癌风险预测的前瞻性队列研究。

7.2　DNA 甲基化异常与胃癌

表观遗传学是指在基因序列不变的情况下，通过多种体细胞分裂来维持的基因表达和基因组结构的研究。表观遗传学在分化中起着中心作用，在分化中产生了多种稳定的细胞类型，并且在重新编程中也发挥了作用[14]。DNA 甲基化是将甲基共价添加到 CpG 位点的胞嘧啶的 5 个位置上（图 7.1a），是重要的表观遗传修饰。CpG 位点的甲基化状态是由 DNA 甲基转移酶（DNA methyltransferase，DNMT）维持，甚至在细胞分裂中的 DNA 合成之后仍然保持。启动子 CpG 岛上的 DNA 甲基化可以强烈抑制下游基因的转录（基因沉默）（图 7.1b）。

表观遗传异常，特别是启动子 CpG 岛的异常 DNA 甲基化，参与多种类型的癌症，并在胃癌中起关键作用[15]。提出这种重要作用的原因是，与突变相比，异常 DNA 甲基化导致的肿瘤抑制基因失活引起的频率更高[16]。最近一项对胃癌的遗传和表观遗传学改变的综合分析支持了这一观点[17]。具体而言，肿瘤抑制基因的失活和 WNT 通路的激活是由 DNA 异常甲基化引起的，而不是由突变引起的。此外，其他涉及外显子组和全基因组测序的综合研究仅能识别除 *TP53* 和 *CDH1* 之外有限数量的驱动子突变[18, 19]。这些研究表明了异常 DNA 甲基化在胃癌发生中的主要作用。

幽门螺杆菌感染可引起胃黏膜 DNA 甲基化异常[20]。动物研究表明，不是幽门螺杆菌本身，而是其导致的炎症，对于甲基化的诱导发挥了至关重要的作用[20]，以单核细胞和巨噬细胞持续浸润并残留中性粒细胞为特征的特定类型的炎症非常重要[21]。值得注意的是，将 DNA 脱甲基剂 5-aza-2'- 脱氧胞苷（5-aza-dC）给予经诱变剂 *N*- 甲基 -*N*- 亚硝基脲（*N*-methyl-*N*-nitrosourea，MNU）处理的幽门螺杆菌感染的动物，胃癌的发病率降低了一半，同时甲基化水平明显降低。这清楚地表明，异常的 DNA 甲基化参与胃癌的发生，并表明 DNA 脱甲基剂对胃癌具有预防作用[22]。综上可以看出，胃黏膜中异常的 DNA 甲基化是由幽门螺杆菌感染引发的慢性炎症诱导产生的，并参与胃癌的发生。

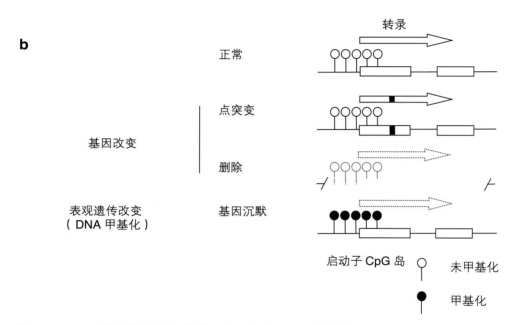

图 7.1　DNA 甲基化及其生物学意义。(a) 表观遗传学中的 DNA 甲基化是指在胞嘧啶的 5 个位置上共价添加甲基。DNA 甲基化发生在 CpG 位点的 2 个胞嘧啶残基(双链)上，而甲基化状态由 DNA 甲基转移酶(DNMTs)通过细胞分裂过程中的 DNA 合成来维持。(b) 通过启动子 CpG 岛使基因失活的 3 种模式。基因改变，如点突变和基因组缺失，可以通过改变蛋白质功能或消除其转录使基因失活。同时，启动子 CpG 岛的异常 DNA 甲基化会导致下游基因的转录丢失(基因沉默)

7.3　胃黏膜中的 DNA 甲基化与胃癌风险之间的密切关系

异常的 DNA 甲基化是导致胃癌的重要原因之一，其在胃黏膜中的积累水平与患癌风险有关[6, 7, 23, 24]（图 7.2）。胃黏膜中异常 DNA 甲基化的程度取决于感染的持续时间[25]、幽门螺杆菌菌株[26] 和宿主的炎症反应[27]。根除幽门螺杆菌后，DNA 甲基化水平以基因特异性方式降低，残留甲基化将持续很长时间[28-30]。重要的是，横断面研究表明，当前没有幽门螺杆菌感染的胃癌患者具有罹患异时性胃癌的高风险[31]，且其残留甲基化水平高于健康个体[6, 23, 24]。此外，研究认为患有多发胃癌的患者患有异时性胃癌的风险很高[32]，其残余 DNA 甲基化水平要高于单一癌症患者[7]（图 7.2）。这些研究强烈表明，胃黏膜中异常 DNA 甲基化的积累与胃癌风险密切相关，从而产生"表观遗传的缺陷"或"癌变领域的表观调控"[33]。

近来研究显示，胃黏膜中表观遗传学改变对胃癌的影响大于积累的点突变[34]。为了量化正常组织中的稀有点突变，如 10^{-5} 每碱基对的水平，我们开发了一种新方法[35]。使用这种方法，我们量化了处于不同风险水平的患者胃黏膜中点突变的频率和异常 DNA 甲基化的程度，并分析了它们对癌症风险的相对影响。令人惊讶的是，与健康受试者相比，胃癌患者的点突变频率没有显著增加。相反，胃癌患者的 DNA 甲基化水平比健康受试者高得多。结果显示，在胃黏膜中异常的 DNA 甲基化对胃癌风险的影响较大，约是点突变对胃癌风险影响的 2.3 倍[34]。有幽门螺杆菌感染史的个体，其激活诱导的胞苷脱氨酶（activation-induced cytidine deaminase，AID）具有突变特征[36]，并且点突变和异常 DNA 甲基化对食管鳞状细胞癌风险的影响相似[34]。这些研究发现进一步支持了表观遗传改变对胃癌风险的影响较大这一结论。

7.4　用于癌症风险的甲基化标志物识别

反映整体表观基因组损伤的高信息量标志物是精确估计癌症风险所必需的。2006 年，我们通过胃癌中甲基化的 CpG 岛[37] 发现 DNA 甲基化水平与胃癌风险之间的相关性[6]，尽管多数情况下比值比相对较低。2010 年，我们通过直接比较健康个体和胃癌患者的非癌性黏膜，增强了

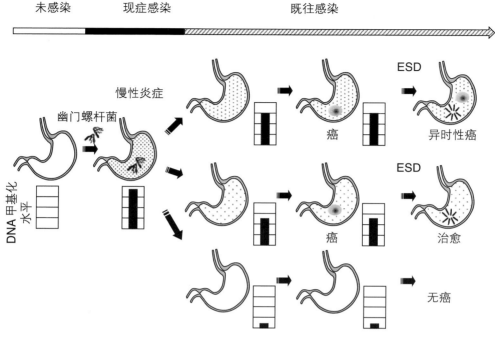

图 7.2 与幽门螺杆菌感染的临床病程相关的胃黏膜中 DNA 甲基化水平和胃癌风险。在幼儿时发生幽门螺杆菌感染后，幽门螺杆菌触发的慢性炎症在胃黏膜中诱导异常的 DNA 甲基化。根除幽门螺杆菌后，DNA 甲基化水平将以基因特异性方式降低。炎症消退后异常 DNA 甲基化的残留水平与胃癌风险相关。例如，即使通过内镜对初始癌症进行治愈性切除后，残留甲基化水平最高的患者容易发展为胃癌和异时性胃癌

标志物分离策略。通过使用 MeDIP-on-chip[9] 鉴定了具有足够高比值比（12.7～36.0）的 DNA 甲基化标志物，以及通过传统方法分离的一个有前途的标志物[10]。这些 DNA 甲基化标志物已用于多中心前瞻性队列研究中，用于预测异时性胃癌的风险[11, 12]。

最近，我们通过以下方法进一步增强了分离策略：①采用最新的 Infinium 磁珠阵列技术进行表观遗传分析；②使用大量样本；②采用一种新的统计算法 iEVORA[38, 39]；④注意胃上皮细胞以外的污染细胞类型。我们已经成功分离出 9 种另外的 DNA 甲基化标志物。这些标志物针对

已经幽门螺杆菌根除治疗的健康人群胃癌风险预测进行了优化 [13]。新型标志物不太可能受到污染血细胞的影响，并显示出足够的性能（AUC，0.70 ~ 0.80），具有较高的比值比（5.43 ~ 23.41）。在多中心前瞻性队列研究中，某些标志物优于先前使用的标志物 *miR-124a-3*，用于预测异时性胃癌的风险（图 7.3）。此外，亚组分析显示，调整胃萎缩、性别或年龄因素后，新型标志物的 DNA 甲基化水平与胃癌风险独立相关。

以上所有的 DNA 甲基化标志物都被证明可以在不同程度上估计胃癌的风险。而且，它们的甲基化水平彼此高度相关。此外，几乎所有新发现的标志物基因在正常胃黏膜中的表达水平都很低，不管幽门螺杆菌感染与否。通常，低表达水平的基因易受异常 DNA 甲基化的影响 [40-42]。所有这些都表明，新标志物基因的异常 DNA 甲基化不太可能参与胃癌的发生，而是伴随状态 [13]。它们在风险预测中的良好表现可能是由于它们对异常 DNA 甲基化的高度敏感性，以及由此产生的由幽门螺杆菌感染引起的整体表观基因组损伤的关联，而不是由于它们的基因功能在胃癌发生中的作用。

7.5　2 项关于癌症风险预测的多中心前瞻性队列研究

为了将一种基于异常 DNA 甲基化积累的新型癌症风险预测系统付诸实践，我们计划在 2007 年进行一项多中心前瞻性队列研究。当时我们考虑了两种研究设计：①经内镜下治愈的胃癌患者的异时性胃癌风险预测；②幽门螺杆菌根除的健康人群中原发性胃癌的风险预测。

7.5.1　前瞻性队列研究对异时性胃癌的风险预测

2007 年，对胃癌患者进行异时性胃癌的风险预测被认为是最可行的选择之一。为了基于横断面研究计算的优势比获得有意义的结果，由于异时性胃癌的高发病率（每年约 2%），我们在 5 年的随访中会获得足够数量的事件（发展为异时性胃癌）[31]。尽管在癌症患者中进行风险预测是一项非常艰巨的任务，并且一项阳性结果可能不会改变临床实践，但我们认为临床论证表观遗传学癌症风险诊断的实用性将具有重大的科学价值和未来临床价值。

在该研究中，招募了 826 例当前没有幽门螺杆菌感染且已行内镜黏

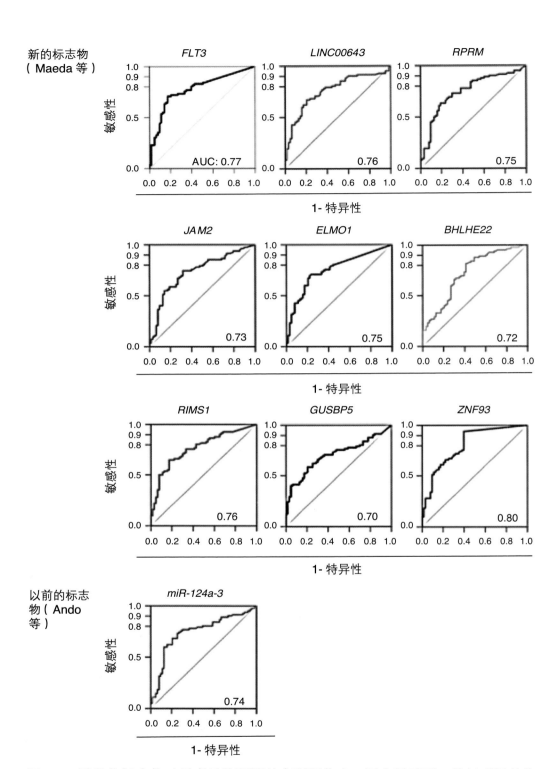

图7.3 甲基化标志物对胃癌风险预测的高预测能力。图中展示了9种新型甲基化标志物和先前的标志物 *miR-124a-3* 的 ROC 曲线。每幅图还显示了 AUC 值。一些新颖的甲基化标志物显示出比 *miR-124a-3* 更高的 AUC。ROC，受试者工作特征曲线；AUC，曲线下面积 [13]

膜下剥离术（ESD）的胃癌患者。从胃窦的固定点进行内镜活检，评估了
3 个预选标记基因（*miR-124a-3*、*EMX1* 和 *NKX6-1*）的甲基化水平 [9, 10]。
训练有素的内镜医师在不知晓甲基化信息的情况下，每年随访一次，以
检测异时性胃癌。根据入选时各个标志物的甲基化水平，研究者对至少
接受了一次随访的共 795 名患者（中位观察期为 5.46 年），按入组时各
标志物的甲基化水平的四分位数进行分类，分析异时性胃癌的累积发病
率和相对危险度。Kaplan-Meier 分析显示，与最低四分位数（Q1）相比，
最高四分位数（Q4）的异时性胃癌累积发病率高得多（图 7.4）。对医院、
性别、年龄、入组前幽门螺杆菌感染、胃蛋白酶原指数、过去内镜切除
史、吸烟和绿色蔬菜摄入量进行调整后的多因素分析显示，*miR-124a-3*
甲基化水平最高的四分位数与最低四分位数相比，发生异时性胃癌的风
险高出 3 倍 [11, 12]。

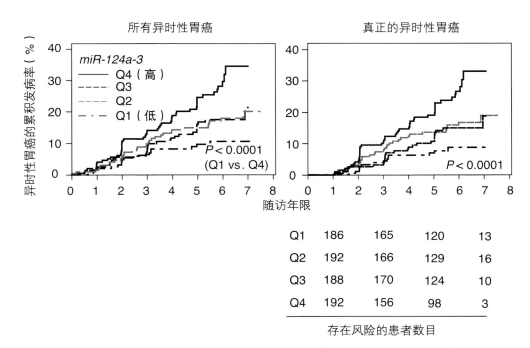

图 7.4　多中心前瞻性队列研究显示的使用表观遗传标志物所进行的癌症风险分层。
针对甲基化水平的四分位数（Q1 ~ Q4），绘制了异时性胃癌的累积发病率。真正的异
时性胃癌的定义为入组 1 年后发展为异时性胃癌，以排除被忽视的病例。Q4（最高）
的累积发病率比 Q1（最低）高得多 [12]

这是使用表观遗传标志物证明癌症风险预测概念的第一项多中心前瞻性队列研究。但是，即使甲基化水平最低的四分位数，也显示 5 年异时性胃癌累积发病率约为 10%（图 7.4）。因此，该队列固有的高风险阻碍了当前临床实践的改变。

7.5.2　多中心前瞻性队列研究对原发性胃癌的风险预测

2013 年，日本国家医疗保险覆盖了幽门螺杆菌根除疗法，以治疗幽门螺杆菌相关的慢性胃炎，特别是预防胃癌。这使我们能够招募大量接受了幽门螺杆菌根除疗法的患者参与一项多中心前瞻性队列研究，以预测原发性胃癌的风险。因此，使用上述高信息量的新型标志物[13]，我们启动了一项新的日本全国性多中心前瞻性队列研究，用于幽门螺杆菌根除的健康个体原发性胃癌的风险预测（UMIN000016894）。在这项研究中，将招募 2000 名接受过幽门螺杆菌根除疗法的开放型胃黏膜萎缩的患者。大多数参与者的胃黏膜甲基化水平非常低，尽管存在胃萎缩，但预计患胃癌的风险很低。该研究有望确定胃癌高风险人群，并为胃癌筛查制订个性化监测间隔。这将减轻个人和社会的负担，并有助于国民健康保险。

7.6　结语

表观遗传学癌症风险预测将很快成为一种临床实践。由于胃癌具有表观遗传学特性，表观遗传学风险预测的研究主要集中在胃癌上。然而，风险预测方法可以适用于其他类型的癌症，尤其是与炎症相关的癌症。表观遗传变化印记作为对组织过去的不可逆损伤的记忆，会保留在正常组织中，因此可以为精确的癌症风险预测技术做出巨大贡献。

致谢　作者对 S. Yamashita 博士和 H. Takeshima 的建议表示感谢。

拨款支持：这项研究得到了日本国家癌症中心研究与开发基金 National Cancer Center Research and Development Fund（H29-E-7）和日本医学研究与开发局的创新癌症控制实践研究基金（Practical Research for Innovative Cancer Control from the Japan Agency for Medical Research and Development）（17ck0106267h0001）的支持。

符合道德标准

利益冲突：作者（MM 和 TU）与 Sysmex Corporation 共同提出了已鉴定的表观遗传标志物的专利申请。

道德标准：本文不包含任何作者对人或动物进行的任何研究。

参考文献

1. Asaka M, Kato M, Sakamoto N. Roadmap to eliminate gastric cancer with *Helicobacter pylori* eradication and consecutive surveillance in Japan. J Gastroenterol. 2014; 49: 1-8.

2. Lee YC, Chiang TH, Chou CK, Tu YK, Liao WC, Wu MS, et al. Association between *Helicobacter pylori* eradication and gastric cancer incidence: a systematic review and meta-analysis. Gastroenterology. 2016; 150: 1113-24.e5.

3. El-Omar EM, Carrington M, Chow WH, McColl KE, Bream JH, Young HA, et al. Interleukin-1 polymorphisms associated with increased risk of gastric cancer. Nature. 2000; 404: 398-402.

4. Sakamoto H, Yoshimura K, Saeki N, Katai H, Shimoda T, Matsuno Y, et al. Genetic variation in PSCA is associated with susceptibility to diffuse-type gastric cancer. Nat Genet. 2008; 40: 730-40.

5. Take S, Mizuno M, Ishiki K, Nagahara Y, Yoshida T, Yokota K, et al. Baseline gastric mucosal atrophy is a risk factor associated with the development of gastric cancer after *Helicobacter pylori* eradication therapy in patients with peptic ulcer diseases. J Gastroenterol. 2007; 42(Suppl 17): 21-7.

6. Maekita T, Nakazawa K, Mihara M, Nakajima T, Yanaoka K, Iguchi M, et al. High levels of aberrant DNA methylation in *Helicobacter pylori*-infected gastric mucosae and its possible association with gastric cancer risk. Clin Cancer Res. 2006; 12: 989-95.

7. Nakajima T, Maekita T, Oda I, Gotoda T, Yamamoto S, Umemura S, et al. Higher methylation levels in gastric mucosae significantly correlate with higher risk of gastric cancers. Cancer Epidemiol Biomarkers Prev. 2006; 15: 2317-21.

8. Ushijima T, Hattori N. Molecular pathways: involvement of *Helicobacter pylori*-triggered inflammation in the formation of an epigenetic field defect, and its usefulness as cancer risk and exposure markers. Clin Cancer Res. 2012; 18: 923-9.

9. Nanjo S, Asada K, Yamashita S, Nakajima T, Nakazawa K, Maekita T, et al. Identification of gastric cancer risk markers that are informative in individuals with past *H. pylori* infection. Gastric Cancer. 2012; 15: 382-8.

10. Ando T, Yoshida T, Enomoto S, Asada K, Tatematsu M, Ichinose M, et al. DNA methylation of microRNA genes in gastric mucosae of gastric cancer patients: its

possible involvement in the formation of epigenetic field defect. Int J Cancer. 2009; 124: 2367-74.

11. Asada K, Nakajima T, Shimazu T, Yamamichi N, Maekita T, Yokoi C, et al. Demonstration of the usefulness of epigenetic cancer risk prediction by a multicentre prospective cohort study. Gut. 2015; 64: 388-96.

12. Maeda M, Nakajima T, Oda I, Shimazu T, Yamamichi N, Maekita T, et al. High impact of methylation accumulation on metachronous gastric cancer: 5-year follow-up of a multicentre prospective cohort study. Gut. 2017; 66: 1721-3.

13. Maeda M, Yamashita S, Shimazu T, Iida N, Takeshima H, Nakajima T, et al. Novel epigenetic markers for gastric cancer risk stratification in individuals after Helicobacter pylori eradication. Gastric Cancer. 2018. https: //doi.org/10.1007/s10120-018-0803-4.

14. Bernstein BE, Meissner A, Lander ES. The mammalian epigenome. Cell. 2007; 128: 669-81.

15. Padmanabhan N, Ushijima T, Tan P. How to stomach an epigenetic insult: the gastric cancer epigenome. Nat Rev Gastroenterol Hepatol. 2017; 14: 467-78.

16. Ushijima T, Sasako M. Focus on gastric cancer. Cancer Cell. 2004; 5: 121-5.

17. Yoda Y, Takeshima H, Niwa T, Kim JG, Ando T, Kushima R, et al. Integrated analysis of cancer-related pathways affected by genetic and epigenetic alterations in gastric cancer. Gastric Cancer. 2015; 18: 65-76.

18. Network TCGATR. Comprehensive molecular characterization of gastric adenocarcinoma. Nature. 2014; 513: 202-9.

19. Wang K, Kan J, Yuen ST, Shi ST, Chu KM, Law S, et al. Exome sequencing identifies frequent mutation of ARID1A in molecular subtypes of gastric cancer. Nat Genet. 2011; 43: 1219-23.

20. Niwa T, Tsukamoto T, Toyoda T, Mori A, Tanaka H, Maekita T, et al. Inflammatory processes triggered by *Helicobacter pylori* infection cause aberrant DNA methylation in gastric epithelial cells. Cancer Res. 2010; 70: 1430-40.

21. Hur K, Niwa T, Toyoda T, Tsukamoto T, Tatematsu M, Yang HK, et al. Insufficient role of cell proliferation in aberrant DNA methylation induction and involvement of specific types of inflammation. Carcinogenesis. 2011; 32: 35-41.

22. Niwa T, Toyoda T, Tsukamoto T, Mori A, Tatematsu M, Ushijima T. Prevention of *Helicobacter pylori*-induced gastric cancers in gerbils by a DNA demethylating agent. Cancer Prev Res. 2013; 6: 263-70.

23. Shin CM, Kim N, Park JH, Kang GH, Kim JS, Jung HC, et al. Prediction of the risk for gastric cancer using candidate methylation markers in the non-neoplastic gastric mucosae. J Pathol. 2012; 226: 654-65.

24. Shin CM, Kim N, Jung Y, Park JH, Kang GH, Kim JS, et al. Role of *Helicobacter pylori* infection in aberrant DNA methylation along multistep gastric carcinogenesis. Cancer Sci. 2010; 101: 1337-46.

25. Takeshima H, Niwa T, Toyoda T, Wakabayashi M, Yamashita S, Ushijima T. Degree of methylation burden is determined by the exposure period to carcinogenic factors. Cancer Sci. 2017; 108: 316-21.

26. Schneider BG, Peng DF, Camargo MC, Piazuelo MB, Sicinschi LA, Mera R, et al. Promoter DNA hypermethylation in gastric biopsies from subjects at high and low risk for gastric cancer. Int J Cancer. 2010; 127: 2588-97.98 M. Maeda et al.

27. Yoo EJ, Park SY, Cho NY, Kim N, Lee HS, Kim D, et al. Influence of IL1B polymorphism on CpG island hypermethylation in *Helicobacter pylori*-infected gastric cancer. Virchows Arch. 2010; 456: 647-52.

28. Chan AO, Peng JZ, Lam SK, Lai KC, Yuen MF, Cheung HK, et al. Eradication of *Helicobacter pylori* infection reverses E-cadherin promoter hypermethylation. Gut. 2006; 55: 463-8.

29. Nakajima T, Enomoto S, Yamashita S, Ando T, Nakanishi Y, Nakazawa K, et al. Persistence of a component of DNA methylation in gastric mucosae after *Helicobacter pylori* eradication. J Gastroenterol. 2010; 45: 37-44.

30. Shin CM, Kim N, Lee HS, Park JH, Ahn S, Kang GH, et al. Changes in aberrant DNA methylation after *Helicobacter pylori* eradication: a long-term follow-up study. Int J Cancer. 2013; 133: 2034-42.

31. Nakajima T, Oda I, Gotoda T, Hamanaka H, Eguchi T, Yokoi C, et al. Metachronous gastric cancers after endoscopic resection: how effective is annual endoscopic surveillance? Gastric Cancer. 2006; 9: 93-8.

32. Mori G, Nakajima T, Asada K, Shimazu T, Yamamichi N, Maekita T, et al. Incidence of and risk factors for metachronous gastric cancer after endoscopic resection and successful *Helicobacter pylori* eradication: results of a large-scale, multicenter cohort study in Japan. Gastric Cancer. 2016; 19: 911-8.

33. Ushijima T. Epigenetic field for cancerization. J Biochem Mol Biol. 2007; 40: 142-50.

34. Yamashita S, Kishino T, Takahashi T, Shimazu T, Charvat H, Kakugawa Y, et al. Genetic and epigenetic alterations in normal tissues have differential impacts on cancer risk among tissues. Proc Natl Acad Sci U S A. 2018; 115(6): 1328-33. https: //doi. org/10.1073/pnas.1717340115.

35. Yamashita S, Iida N, Takeshima H, Hattori N, Maeda M, Kishino T, et al. A novel method to quantify base substitution mutations at the 10^{-6} per bp level in DNA samples. Cancer Lett. 2017; 403: 152-8.

36. Matsumoto Y, Marusawa H, Kinoshita K, Endo Y, Kou T, Morisawa T, et al. *Helicobacter pylori* infection triggers aberrant expression of activation-induced cytidine deaminase in gastric epithelium. Nat Med. 2007; 13: 470-6.

37. Kaneda A, Kaminishi M, Yanagihara K, Sugimura T, Ushijima T. Identification of silencing of nine genes in human gastric cancers. Cancer Res. 2002; 62: 6645-50.

38. Teschendorff AE, Gao Y, Jones A, Ruebner M, Beckmann MW, Wachter DL, et al. DNA methylation outliers in normal breast tissue identify field defects that are enriched in cancer. Nat Commun. 2016; 7: 10478.

39. Teschendorff AE, Jones A, Fiegl H, Sargent A, Zhuang JJ, Kitchener HC, et al. Epigenetic variability in cells of normal cytology is associated with the risk of future morphological transformation. Genome Med. 2012; 4: 24.

40. Takeshima H, Yamashita S, Shimazu T, Niwa T, Ushijima T. The presence of RNA polymerase II, active or stalled, predicts epigenetic fate of promoter CpG islands. Genome Res. 2009; 19: 1974-82.

41. Takeshima H, Ushijima T. Methylation destiny: Moira takes account of histones and RNA polymerase II. Epigenetics. 2010; 5: 89-95.

42. Keshet I, Schlesinger Y, Farkash S, Rand E, Hecht M, Segal E, et al. Evidence for an instructive mechanism of de novo methylation in cancer cells. Nat Genet. 2006; 38: 149-53.

43. Maeda M, Moro H, Ushijima T. Mechanisms for the induction of gastric cancer by Helicobacter pylori infection: aberrant DNA methylation pathway. Gastric Cancer. 2017; 20(S1): 8-15.

第八章
日本的胃癌筛查

Shigemi Nakajima 著　李　渊 译　石岩岩 审校

摘要： 本章介绍了日本胃癌筛查的过去、现在和未来。20 世纪 50 年代医生开始用钡剂 X 线检查（上消化道系列，upper gastrointestinal series，UGIS）筛查胃癌。它的主要特点是用硫酸钡和二氧化碳气体的双重对比造影法。医生建议怀疑患有胃癌的人进一步进行内镜检查，而 UGIS 筛查对胃癌死亡率影响显著。最近，医生对使用 UGIS 检查疑有幽门螺杆菌感染的患者，建议进行内镜检查，然后进行根除治疗。由于 UGIS 存在 X 线暴露等问题，故应先进行风险评估，以减少患者 X 线暴露以及低风险受试者的成本。另外，内镜检查始于 20 世纪 80 年代。内镜筛查对胃癌死亡率的影响也很显著，效果优于 UGIS 筛查。然而，在大规模人群中进行内镜筛查存在一些问题，如成本和工作量。由于幽门螺杆菌感染率和胃癌死亡率正在下降，我们应更新带有影像检查（UGIS 或内镜检查）的胃癌筛查方法，其中包括胃癌风险评估，以提高效率。血清检测对筛查胃癌高危人群有好处，但这些检测并不完美，无法 100% 地排除胃癌。我们必须知道每种筛查方法的局限性。结合影像检查和血清检测可能有助于弥补彼此的弱点。

关键词： 胃癌·筛查·钡剂·X 线·UGIS·内镜·幽门螺杆菌·风险评价·血清试验

8.1　导言

胃癌是所有肿瘤中因癌症死亡最高的疾病之一，也是日本社区的主要社会问题之一。日本的胃癌筛查始于 20 世纪 50 年代[1]。此后，胃癌筛查在日本得到了广泛的应用。最初胃癌筛查的方法是钡剂 X 线检查（上消化道系列，UGIS）。日本在 20 世纪 80 年代采用内镜检查，参加人数逐渐增加。然而，即使到目前为止，人群筛查的主要方法仍然是 UGIS。这种 UGIS 方法的一个主要特点是硫酸钡和二氧化碳气体的双重对比造影法[2,3]。这种方法在日本创立，至今仍在使用。对于经 UGIS 检查怀疑患有胃癌的患者，医生建议他们接受内镜检查。在日本经人口校正后的胃癌死亡率（http://ganjoho.jp/reg_stat/statistics/stat/annual.html）一直在下降，而胃癌筛查可能部分导致了这一下降的结果。近年来，由于幽门螺杆菌感染是胃癌的主要原因之一，因而在胃癌筛查中应着重评估[4]。在本章中，我将阐述日本现在和将来的胃癌筛查情况。

8.2　日本胃癌筛查简史

　　起先，在 20 世纪 50 年代，日本的一些机构开始使用 UGIS 进行胃癌筛查[1]。20 世纪 60 年代，农村地区使用了装有间接 X 线摄影机的汽车或公共汽车。由于双重对比造影法是 1963 年由 Shirakabe[2] 和 Ichikawa[3] 发明的，这种方法在日本逐渐传播开来。1983 年，日本颁布了《老年人保健法》（Elderly Health Law），地方政府必须为社区中的老年人（≥40 岁）进行胃癌筛查，费用由医疗保险基金负担。从那时起，日本各地广泛采用了 UGIS，医生使用在医疗设施内或公共汽车上配备的 X 线荧光成像机来筛查胃癌。荧光成像机的发展促进了使用 UGIS 筛查胃癌技术的推广。

　　虽然在胃癌筛查开始时并没有足够的证据证实它能降低胃癌的死亡率，但随后在 2005 年，它的有效性得到了政府资助的一个研究小组的认可，并被列入日本胃癌筛查指南[5]。2014 年，研究者通过病例对照研究和队列研究的 Meta 分析，进一步证实其有效性（表 8.1）[6]。内镜检查也被批准为能降低胃癌死亡率有效的胃癌筛查方法（表 8.2）[6,7]。日本是世界上胃癌死亡率最高的国家之一，使用 UGIS 或内镜进行胃癌筛查是降低胃癌死亡率的有效方法。然而，如果在胃癌死亡率低于日本的国家进行胃癌筛查可能并不总是有效的。近年来，幽门螺杆菌已被公认为是胃癌的主要病因之一[4]。幸运的是，幽门螺杆菌感染率在日本已经下降[8]，同时校正后的胃癌死亡率也在下降。当幽门螺杆菌感染率进一步降低时，我们应该修改胃癌筛查方法，以便在不久的将来更加有效。

表 8.1　UGIS 筛查对胃癌死亡的影响，Meta 分析

	参数	值	95% CI
病例对照研究	比值比	0.52	0.35～0.76
队列研究	危险比率	0.60	0.50～0.73

引自：Gastric Cancer Screening Evidence Report 2014 (*in Japanese*)。http://canscreen.ncc.go.jp/ pdf/iganguide1501. pdf

表 8.2　日本通过内镜筛查降低死亡率

年份	作者	指标	死亡率降低	95% CI	城市
2007	Matsumoto 等	SMR	男 0.71	0.33～1.10	
			女 0.62	0.19～1.05	
2011	Hosokawa 等	校正后的 HR	0.23	0.07～0.76	福井
2015	Hamashima 等	SMR	0.43	0.30～0.57	新泻
2015	Hamashima 等	RR	0.327	0.118～0.908	托托利和约纳戈

SMR，标准化死亡率；HR，与 UGIS 相比较的危险比；RR，按性别、年龄组和居住城市数据进行校正，与通过 X 线片筛查的受试者相比的相对风险
材料引自：Hamashima C. World J Gastroenterol 2016[7]

8.3　日本胃癌筛查的实际情况

在日本胃肠癌筛查学会（Japanese Society of Gastrointestinal Cancer Screening）最近的报告中[9]，研究者总结了胃癌筛查的实际情况。使用 UGIS 和内镜检查，胃癌的检出率分别为 0.075% 和 0.19%（表 8.3 和表 8.4）。使用 UGIS 和内镜检查，早期胃癌发现率分别为 74.2% 和 63.2%，（表 8.4 和表 8.5）。关于 UGIS 和内镜检查的准确性数据汇总在表 8.6 中[5, 10]。到目前为止，UGIS 与内镜的敏感性和特异性没有显著差异[10]。通过两项 Meta 分析显示（表 8.1）[6]，使用 UGIS 进行胃癌筛查，对于降低胃癌死亡率的有效性是显著的。Hamashima 总结了使用内镜检查来进行胃癌筛查对于降低胃癌死亡率的有效性（表 8.2）[7]。最近 3 项内镜筛查研究表明，它对降低胃癌的死亡率有显著效果。此外，其中 2 项研究显示，相对于

UGIS，内镜筛查的优势更为明显。因此，使用内镜进行胃癌筛查有望降低胃癌死亡率。

表 8.3　日本 UGIS 胃癌筛查现状（2014 年）

		方案	总数	男	女
A	受试者数	A	6 682 592	3 353 273	2 511 028
B	需要进一步检查者	B	428 083	243 986	138 980
C	回访率	B/A	6.41	7.28	5.53
D	进行进一步检查者	D	269 622	150 981	105 272
E	进一步检查者的比率	D/B	63.0	61.9	75.8
F	患胃癌的受试者	F	5041	3613	1245
G	胃癌检出率（%）	F/A	0.075	0.108	0.050

资料来源：Annual Report of Gastrointestinal Cancer Screening 2014. The Japanese Society of Gastrointestinal Cancer Screening[9]

表 8.4　日本胃癌内镜筛查概况（2014 年）

		方案	总数	男	女
A	受试者数量	A	541 243	305 067	236 176
B	患胃癌的受试者数量	B	1039		
C	肿瘤发现率（%）	B/A	0.19		
D	早期胃癌	D	657		
E	早期胃癌比例（%）	D/B	63.2%		

资料来源：Annual Report of Gastrointestinal Cancer Screening 2014. The Japanese Society of Gastrointestinal Cancer Screening[9]

表 8.5　UGIS 检测胃癌浸润深度（2014 年）

浸润深度	黏膜	黏膜下层	固有肌层	浆膜下层	浆膜	侵入邻近结构	总数
受试者数	1731	864	301	323	253	29	3501
占受试者的比例（%）	49.5	24.7	8.6	9.2	7.2	0.8	100
早期或进展期	M+SM		MP+SS+SE+SI				总数
受试者数	2595		906				3501
占受试者的比例（%）	74.2		25.8				100

资料来源：Annual Report of Gastrointestinal Cancer Screening 2014. The Japanese Society of Gastrointestinal Cancer Screening[9]

　　然而，内镜筛查有一些缺点，如不适、不良反应、感染、假阳性和假阴性结果、过度诊断、医疗资源短缺以及更高的成本[6, 7, 11]。另外，UGIS 的缺点包括 X 线暴露、不良事件、误诊、能诊断 UGIS 图像的医生减少，以及怀疑胃癌时需要内镜检查等[6, 11]。由于现在幽门螺杆菌感染率和校正后的胃癌死亡率在日本已经下降，因而滥用胃癌筛查可能并不总是有效的。应根据胃癌的风险，如幽门螺杆菌感染，来改变胃癌筛查方法，使其更加有效。

表 8.6　胃癌筛查的准确性

筛查的准确性[a]	比例
敏感性	56.8 ~ 88.5
特异性	81.3 ~ 92.0
阳性预测值	0.78 ~ 2.00

受试者群体[b]	方法	敏感性	95% CI	特异性	95% CI
流行率筛查	UGIS	0.893	0.718 ~ 0.977	0.856	0.846 ~ 0.865
	内镜	0.955	0.875 ~ 0.991	0.851	0.843 ~ 0.859
发病率筛查	UGIS	0.885	0.664 ~ 0.972	0.891	0.885 ~ 0.896
	内镜	0.977	0.919 ~ 0.997	0.888	0.883 ~ 0.892

[a]. 先前日本指南里引用的 7 项关于 UGIS 研究的准确性指数：Hamashima C，等、Jpn J Clin Oncol 2008[5]。
[b]. 日本约纳戈的 UGIS 和内镜的准确性指数比较。流行率筛查组的定义是包括 2 年以上没有筛查的人和此次进行第一次筛查的人。发病率筛查组的定义包括 1 年前用同一方法筛查过的人。在这两组中，内镜检查的敏感性似乎比 UGIS 大，但没有显著性差异，在特异性上则没有差别。材料来自：Hamashima C, et al. Int J Cancer, 2013[10]

8.4　UGIS 中的双重对比造影方法

　　Shirakabe[2] 和 Ichikawa[3] 建立了 UGIS 中的双重对比造影方法。该方法的原理是同时使用两种不同的对比造影介质：一种是将硫酸钡作为正对比造影介质，另一种是将二氧化碳气体作为负对比造影介质。用二氧化碳气体膨胀后，在 X 线图像下可以观察到涂布一层薄薄钡层的胃黏膜表面的图像（图 8.1）。使用单一对比造影介质只能观察胃的轮廓，但使用这两种对比造影介质不仅可以观察胃的轮廓，还可以观察胃黏膜和褶皱的表面形态。因此，双重对比造影方法可以比单一对比造影方法更清

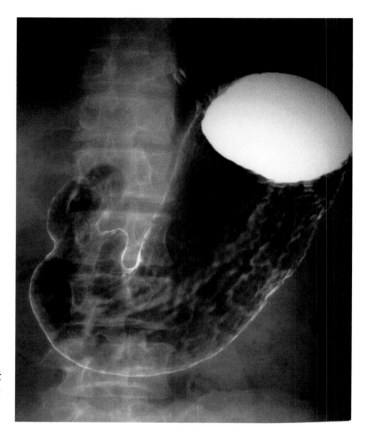

图 8.1　用双重对比造影法显示幽门螺杆菌阴性的胃的影像

楚地观察胃癌（图 8.2、图 8.3）。通过这种方法还可以观察仅有轮廓变化而没有被检测到的癌症（图 8.4、图 8.5）。此外，它还使我们能够诊断非恶性疾病，如慢性胃炎、息肉、消化性溃疡及黏膜下肿瘤等。最近，通过对背景胃黏膜的观察，可以用双重对比造影 UGIS 来评估胃癌的风险，如下文所述。

硫酸钡因不同的供应商而有所不同。最近在日本胃癌筛查中，通常使用的硫酸钡产品黏度低，而浓度很高，接近 200%（w/v）。操作者使用 3.5 ~ 5 g 碳酸氢钠粉末来产生二氧化碳气体。硫酸钡和碳酸氢钠是安全和廉价的，但添加剂偶尔可能引起过敏。我们应避免在肠狭窄或结肠憩室患者中使用，或者应仔细考虑适应证。

早期医生使用了 X 线摄影，但后来大多数机构配备了 X 线透视或摄影机。后者对日本胃癌筛查的发展做出了巨大贡献。最近，大多数机构

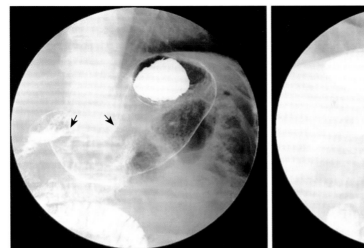
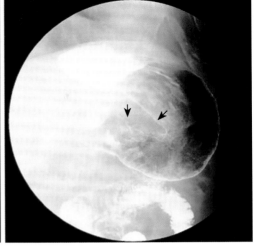

图 8.2 一例进展期胃癌病例影像，双重对比造影法。胃窦小弯侧显示不规则的表面，表明该部位有侵袭性肿瘤。胃壁不规则，显示肿瘤至少侵袭了从胃体下部到胃窦中部（箭头之间）的区域。切除的胃标本显示低分化的腺癌侵及浆膜下

图 8.3 一例进展期胃癌的影像，双重对比造影法。从胃体中部到下部病变突入胃腔内，显示该区域的肿瘤（粗箭头）。用双重对比造影法显示肿瘤表面的部分（细箭头）和聚集褶皱（无杆箭头）。切除的胃标本显示低分化的腺癌侵及浆膜下

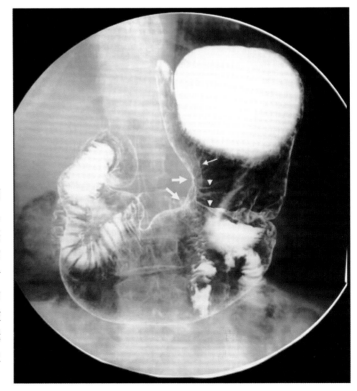

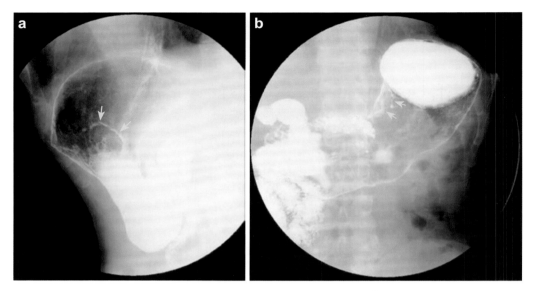

图 8.4 用双重对比造影法显示的进展期胃癌的影像。在胃体上部清楚地显示出一个肿瘤（a）。在胃体小弯侧可以观察到肿瘤表面的一部分（b）。对于这种肿瘤不能仅显示其轮廓，而是用双重对比造影法显示。切除的胃标本显示分化良好的管状腺癌侵入固有肌层

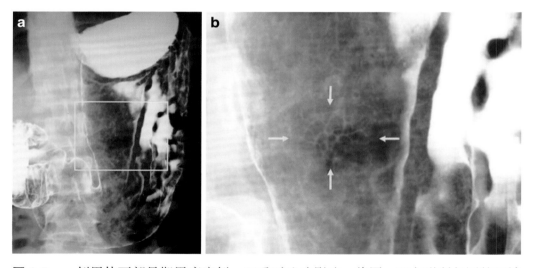

图 8.5 一例胃体下部早期胃癌病例，双重对比造影法。将图 a 正方形所包围的区域放大至图 b 中。在胃体下部可见一小块黏膜区呈鹅卵石样（箭头所示）。用内镜切除病变（内镜黏膜下切除术，ESD），病理显示中分化管状腺癌，位于黏膜层（T1a）

配备了带有或不带平板图像增强器的数字射线照相系统。这些系统已经用于缺乏放射科医生的远程诊断，并可在不久的将来用于自动诊断。

8.5　使用 UGIS 诊断背景胃黏膜病变

自 1983 年，研究者发现幽门螺杆菌是慢性活动性胃炎的主要原因 [12]，并且具有致癌性 [4]。1999 年，作者发现了 UGIS 中幽门螺杆菌感染与双重对比造影中胃影像的关系 [13, 14]。图 8.6 至图 8.14 以及表 8.7 介绍了背景胃黏膜的特征和诊断方法 [14-17]。利用胃黏膜感染幽门螺杆菌来诊断慢性胃炎，敏感性和特异性 > 95%[18]。因此，UGIS 不仅可用于胃癌筛查，还可用于胃癌风险评估。Yamamichi 等 [19] 和 Itoh 等 [20] 报道显示使用 UGIS 可以预测胃癌的风险。2016 年，日本胃肠癌筛查学会已经达成共识：在采用 UGIS 图像诊断时，慢性胃炎应该被诊断为有胃癌的风险 [21]。由于近年来日本的大多数人群呈幽门螺杆菌阴性 [8]，因而我们必

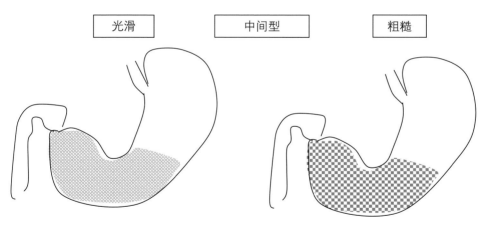

· 天鹅绒状光滑黏膜是典型的表面光滑型黏膜。
· 有时呈鲨鱼皮状的精细网络样。
· 有时可以在幽门区和移行部的边界附近看到不明显的鹅卵石外观。

· 明显的鹅卵石状不规则表面黏膜，或者小颗粒或结节状黏膜是典型的表面粗糙型黏膜。
· 羊毛状黏膜是由多个不规则形状的小钡坑和多个小突起的图像混合而成的，也是典型的表面粗糙型黏膜。

□ 未能被明确划分到两个典型黏膜的黏膜形态，称为中间型黏膜。

图 8.6　胃黏膜表面图像的分类。Modified from Nakajima S. In: Asaka M. (ed), Peptic Ulcer, Second Edition. Saishin Igaku Supplement, 2012[15]

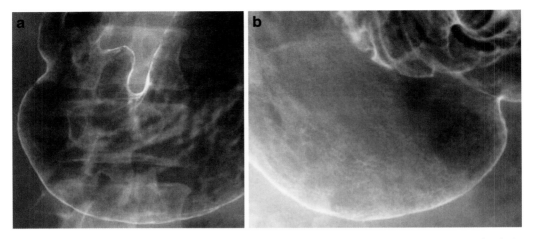

图 8.7　光滑型胃黏膜。（a）天鹅绒状光滑型胃黏膜。黏膜粗看是无结构的，但放大图像后可以看到其形态细致、规则、均匀。这是典型的光滑型黏膜。（b）鲨鱼皮样胃黏膜。可以看到精细的网络样形态。这种类型有时在从胃窦到胃角处见到天鹅绒样黏膜。这是光滑型黏膜的一种类型。摘自：Kansai GI Imaging Research Group. Atlas for Diagnosing *H. pylori* Infection with Barium X-ray Examination[16]

须识别高危人群。因此，使用 UGIS 进行风险评估可能有助于提高胃癌筛查的效率。例如，我们用 UGIS 诊断背景胃黏膜，并将被检者分为三组：幽门螺杆菌现症感染组、幽门螺杆菌既往感染组和无感染组。无幽门螺杆菌感染人群不需要进一步的内镜检查，也不需要次年筛查，但现症感染的人需要进一步的内镜检查和根除治疗。对诊断为既往幽门螺杆菌感染的人，应推荐每年进行胃癌筛查。因此，UGIS 的风险评估不仅使我们能够选择需要内镜检查或年度监测的人群，而且还可以保护低风险人群免受每年 X 线暴露，并节省资金。联合 UGIS，血清幽门螺杆菌抗体试验和（或）胃蛋白酶原试验被认为是一种更准确的风险评估方法。目前研究者正在进行一项前瞻性研究验证该组合的有效性。

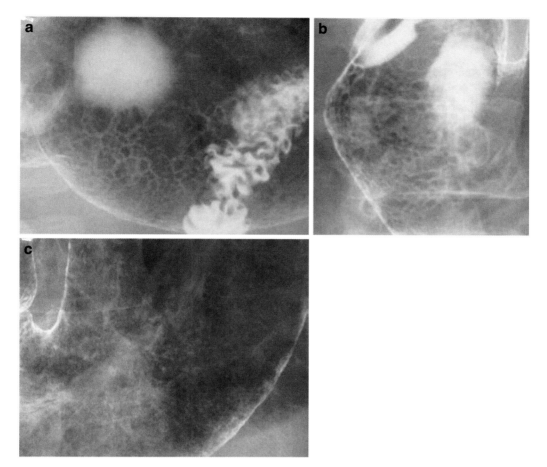

图 8.8 粗糙型黏膜。（a）鹅卵石样黏膜。可见明显的鹅卵石状黏膜。这是一种典型幽门螺杆菌感染的胃形成表面粗糙型黏膜图像。（b）颗粒样黏膜。可见多个不规则的颗粒状或结节状黏膜。这是一种典型的幽门螺杆菌感染的胃形成表面粗糙型黏膜图像。（c）羊毛样黏膜。该影像由多个不规则的小钡坑和多个小突起组成。这种图像称为羊毛样黏膜。这是一种典型的表面粗糙型黏膜。摘自：Kansai GI Imaging Research Group. Atlas for Diagnosing *H. pylori* Infection with Barium X-ray Examination[16]

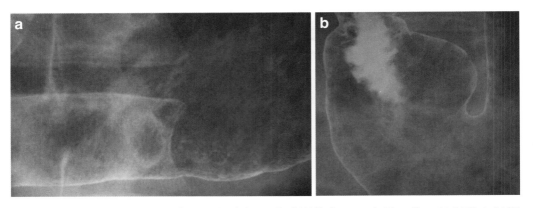

图 8.9 表面呈中间型的黏膜。（a）中间型黏膜影像之一。这是一张已经根除幽门螺杆菌的胃的影像。图像不是天鹅绒状的，也不是典型的粗糙型。（b）碎玻璃状外观。这也是一张已经根除幽门螺杆菌的胃的影像。黏膜不是天鹅绒状，也不是典型的粗糙型。它看起来像碎玻璃，或者好像被薄雾覆盖。摘自：Kansai GI Imaging Research Group. Atlas for Diagnosing *H. pylori* Infection with Barium X-ray Examination[16]

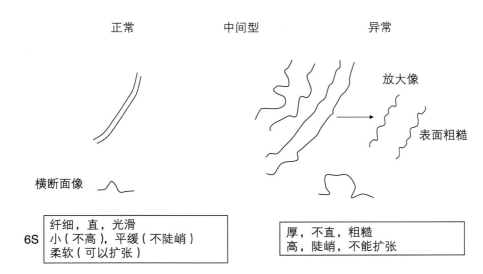

图 8.10 皱襞类型。修改自：Nakajima S, et al. Jpn J Helicobacter Res, 2007 年 [14]

图 8.11 正常胃皱襞。正常胃皱襞一例。这是一张幽门螺杆菌阴性胃的影像。皱襞细长（slim）、平直（straight）、光滑（smooth）、柔软（soft）、低平（small in height）、坡度慢（slow sloping），结果满足6S。刻度尺为5 mm。摘自：Kansai GI Imaging Research Group. Atlas for Diagnosing *H. pylori* Infection with Barium X-ray Examination[16]

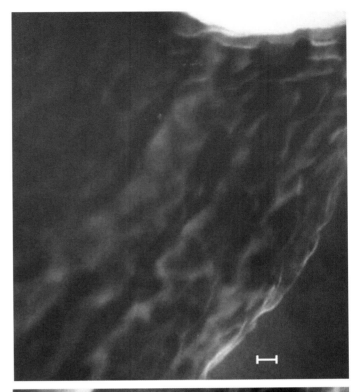

图 8.12 胃皱襞异常。这是一张幽门螺杆菌阳性的胃皱襞影像。皱襞厚、高、陡、表面不光滑、不柔软、变化突然。可见后壁的褶皱（星号）和前壁的褶皱（加号）。刻度尺为5 mm。摘自：Kansai GI Imaging Research Group. Atlas for Diagnosing *H. pylori* Infection with Barium X-ray Examination[16]

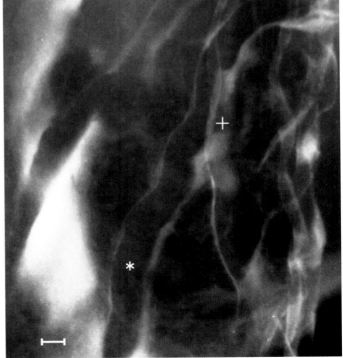

图 8.13 中间型胃皱襞。这是一张幽门螺杆菌根除后的胃皱襞影像。有些褶皱是厚的、高的、陡峭的，但其他褶皱不是。由正常型和异常型两种表现组成的皱襞被归类为中间型。刻度尺为 5 mm。摘自：Kansai GI Imaging Research Group. Atlas for Diagnosing *H. pylori* Infection with Barium X-ray Examination[16]

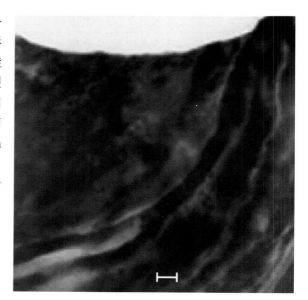

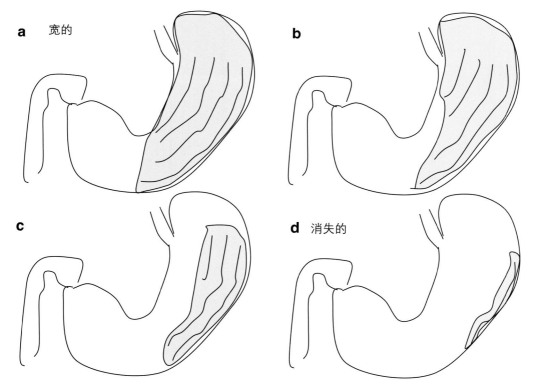

图 8.14 皱襞分布类型。（a）宽分布皱襞（无萎缩），（b）皱襞轻度消失（轻度萎缩），（c）皱襞中度消失（中度萎缩），（d）明显消失的皱襞（广泛萎缩）。修改自：Nakajima S, et al. Jpn J Helicobacter Res, 2007 年 [14]

表 8.7　用 UGIS 诊断背景胃黏膜的标准

		皱襞类型及分布			皱襞消失
		正常类型并广泛分布	中间型	异常型	
黏膜表面的类型	光滑	未感染	可疑既往感染	可疑现症感染	可疑既往感染
	中间型				
	粗糙	可疑现症感染		现症感染	可疑现症感染

未感染幽门螺杆菌的胃黏膜呈分布广泛的表面光滑的黏膜，皱襞正常，否则应怀疑有幽门螺杆菌现症或既往感染。本标准并非 100% 准确，应根据其他幽门螺杆菌检测和过去的根除治疗史来准确地诊断。

Modified from Kansai GI Imaging Research Group. Atlas for Diagnosing *H. pylori* Infection with barium X-ray examination[16]

8.6　内镜筛查胃癌

根据 2014 年的委员会报告，日本政府于 2016 年批准了内镜筛查胃癌[6]。筛查对象为年龄 50 周岁及以上人群，筛查间隔为 2 年。内镜筛查胃癌对降低胃癌的死亡率有效（表 8.2）。然而如前所述，它存在许多问题。最大的一个问题是内镜筛查的能力。近年来，医院内镜医生需要进行大量耗时检查或手术，如结肠镜检查、内镜黏膜下剥离术（ESD）及内镜下胆道治疗等。大多数医院的内镜医生没有足够的时间增加上消化道内镜筛查。此外，内镜胃癌筛查中胃癌检出率仅为 0.19%（表 8.4），幽门螺杆菌阴性的受试者正在增加，超过 99% 的受试者在内镜检查中没有胃癌。因此，泛滥的内镜筛查可能不那么有效或有成本效益。由于大多数医院的内镜医生太忙，内镜检查应该由初级保健医生或保健设施进行。日本政府应评估泛滥的内镜筛查的效率。

2014 年日本出版《胃炎京都分类》（Kyoto Classification of Gastritis）（见 2017 年出版的英文版）[22]。该分类是基于内镜下表现诊断幽门螺杆菌感染，包括现症感染、既往感染以及无感染。内镜分类对应国际胃炎的病理分类，即更新的悉尼系统[23]。因为胃黏膜萎缩是胃癌的危险因素，因此也建议评估萎缩状态，最近更新的木村 - 竹本分类（图 8.15）[24]用于胃萎缩的内镜分级。使用这些分类后，内镜胃癌风险评估是可行的（表 8.8）[25]，它可能使内镜胃癌筛查更有为效。通过血清检测筛选高危受试者将使内镜下胃癌筛查更有效，具体如下一节所述。

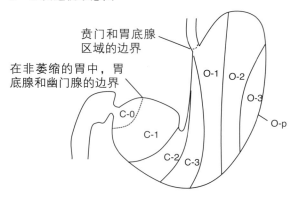

a 正面透视示意图

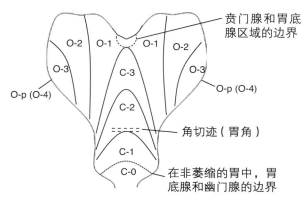

b 沿大弯侧切开的胃的开放示意图

图 8.15 内镜萎缩边界分级。（a）正面透视示意图。（b）沿大弯侧切开的胃的开放示意图。每个区域显示系列的胃底腺和幽门腺区域萎缩的边界。"C"和"O"分别代表闭合型和开放型萎缩。C-0 意味着没有发现萎缩。C-0 和 C-1 之间的虚线是一条假想线，在通常的白光内镜下是看不见的。O-p 是指整个胃体黏膜呈现萎缩的全胃萎缩。角切迹（胃角）用两条平行虚线显示。修改自：Nakajima S, et al. Jpn J Helicobacter Res, 2007 年 [14]

8.7　血清检测筛查：所谓 ABC 方法

　　由于幽门螺杆菌感染和胃黏膜萎缩是胃癌的主要风险，因而专家建议使用血清幽门螺杆菌抗体试验和血清胃蛋白酶原试验（后者是胃黏膜萎缩的标志）来筛查胃癌高危人群 [26]。详情见第六章。由于血清试验非常容易、廉价，而且几乎无创，因此预期血清试验的筛查将比以前的 UGIS

表 8.8　京都胃炎分类的内镜风险分级，以及更新的内镜下萎缩的木村 - 竹本分类

胃炎（京都分类）	萎缩（更新的木村 - 竹本分类）							
	C-0	C-1	C-2	C-3	O-1	O-2	O-3	O-p
CAG								
CIG								
N，NG								

CAG，慢性萎缩性胃炎（chronic active gastritis）；CIG，慢性非活动性胃炎（chronic inactive gastritis）；N，正常（normal）；NG，非胃炎（non-gastritis）

图 8.15 解释了 C-0 至 O-p 的含义

摘自 Nakajima S, et al. Medical Practice 2018[25]

胃癌筛查有更高的筛查率（参与率）。参与者分为三组，联合血清幽门螺杆菌抗体试验和血清胃蛋白酶原试验被称为"ABC 法"，如表 8.9 所示[26]。虽然因为招募方法和入组合格年龄不同，使得这两者的参与率没有严格的可比性，但据 2012 年采用 ABC 法的大津市滋贺县统计，ABC 法的参与率比 UGIS 高 4.5 倍（12.6% 比 2.8%，表 8.10）。然而，采用 UGIS 和 ABC 方法诊断出相同数量的胃癌。结果显示，几乎一半接受 ABC 方法检测的人从未接受过 UGIS 的胃癌筛查[26]。因此，血清检测的筛查法将是招募从未接受过胃癌筛查受试者的一个很好方法。

　　虽然血清检测筛查高危人群有许多优点，但 ABC 方法有一定的局限性[27, 28]。最大的一个缺点是，那些幽门螺杆菌抗体和胃蛋白酶原试验（A 组）都是阴性的人并非总是没有胃癌。如果所有胃癌患者在诊断后都采用 ABC 方法进行判别，主要因为检测的判别值的缘故，约 10% 的胃癌患者会被分到 A 组[27, 28]。由于血清检测的敏感性和特异性不是 100%，因而一些胃癌患者在这两种检测中都显示出阴性结果。即使改变判别值，这种

表 8.9　血清胃癌风险评价，即 ABC 法

		胃蛋白酶原试验	
		–	+
幽门螺杆菌抗体试验	–	A	C
	+	B	

摘自：A manual for gastric cancer risk screening, ABC method, Second edition. Nanzando, Tokyo, Japan, 2014[26]

表 8.10   2014 年大津市 UGIS 和 ABC 方法的实际情况

	UGIS	人口校正后	ABC 方法
符合条件的受试者人数	118 889	83 222	23 000
参加者数	1993	1993	2902
筛查率	1.7%	2.4%	12.6%
胃癌患者数	4	4	4
胃癌发现率	0.20%	0.20%	0.14%
内镜检测者数	270	270	569
阳性预测值	1.48%	1.48%	0.70%

尽管有 118 889 人（≥40 岁）有资格在大津市进行 UGIS 筛查，但根据《2013—2014 年健康、劳动和福利年度报告》（Annual Health, Labour, and Welfare Report 2013–2014），每年有 30% ~ 40% 的人接受他们的健康保险或其他机会提供的胃癌筛查。因此，我估计至少有 60% 的人没有经过筛查检测，并调整了 UGIS 的合格受试者数量，如中间栏所示。对于大津市 40 ~ 60 岁的市民，推荐每 5 年做一次 ABC 法。

摘自：A manual for gastric cancer risk screening, ABC method, Second edition. Nanzando, Tokyo, Japan, 2014[26]

问题也不会完全消失。因此，在使用血清筛查之前，我们必须知道局限性。一个解决问题的方法是将血清检测和影像检查相结合，见下一节。

8.8   方法的结合

由于每一种方法都不足以完美有效地筛查胃癌，因此不同方法的组合可能是有用的。例如，同时采用 UGIS 和血清幽门螺杆菌抗体试验进行胃癌筛查，可能更精确地评估胃癌风险，这是因为 UGIS 的影像诊断弥补了血清试验的假阴性结果，反之亦然。我们必须拿出证据来证明这些方法组合的有效性。已经在日本开始进行一项前瞻性队列研究。专家还在尝试其他组合，这可能会寻找更有效的筛查方法。日本的这些经验可能对世界其他国家或社区有用[29]。

8.9   结语

本章介绍了日本胃癌筛查的过去、现在和未来。虽然内镜筛查可以有效地降低胃癌死亡率，但它有一些问题需要解决。内镜下胃癌筛查方案应该更新，应包括胃癌风险评估，并应考虑到成本，以使其成为一种更有效的方法，特别是在幽门螺杆菌感染率或胃癌死亡率不高的社区更是如此。双重对比造影 UGIS 方法在降低胃癌死亡率方面也是有效的。由于 UGIS 也存在 X 线暴露等问题，故应更新风险评估方法，以减少低风险受试者的 X 线暴露并降低成本。对于怀疑有幽门螺杆菌感染的人，应建议进行内镜检查和根除治疗。血清检测对筛查胃癌高危人群是有用的，但并不能完全排除胃癌患者。我们必须知道它们的局限性。联合 UGIS 和血清试验可能有助于弥补血清试验或 UGIS 各自的弱点。

声明：作者感谢 Aya 和 Matthew McDevitt 的英语润色以及 Kenta 和 Hiromi Nakajima 的持续支持。

参考文献

1. Takami M. History of gastric cancer screening in Japan and the future perspectives. Cancer and Human (Gan to Hito). 2015; 42: 20-2. http: //hdl.handle.net/11094/51081 (in Japanese).

2. Shirakabe H. The merits and demerits of double-contrast method in the X-ray examination of gastrointestinal tract. Clinical Practice and Research (Rinsho to Kenkyu). 1963; 40: 768. (in Japanese).

3. Ichikawa H, Yamada T, Doi H. A practical textbook for radiological diagnosis of stomach to screen early gastric cancer. IX-sen Shindan no Jissai, Souki Igan Hakken no tameni (in Japanese), Bunko-do, Tokyo, Japan; 1964.

4. IARC Working Group Report Volume 8: *Helicobacter pylori* eradication as a strategy for preventing gastric cancer. International Agency for Research on Cancer, Lyon, France; 2013.

5. Hamashima C, Shibuya D, Yamazaki H, et al. The Japanese guidelines for gastric cancer screening. Jpn J Clin Oncol. 2008; 38: 259-67.

6. Committee of the literature review on the evidence of gastric cancer screening, Japan Ministry of Health, Labour and Welfare (Chairman: Hamashima C). Gastric Cancer Screening Evidence Report 2014 (in Japanese). Tokyo, Japan: Mitamura Publishing Co. Ltd.; 2015.

7. Hamashima C. Benefits and harms of endoscopic screening for gastric cancer. World J Gastroenterol. 2016; 22: 6385-92.

8. Ueda J, Gosho M, Inui Y, et al. Prevalence of *Helicobacter pylori* infection by birth year and geographic area in Japan. Helicobacter. 2014; 19: 105-10.

9. Annual Report of Gastrointestinal Cancer Screening. The Japanese Society of

Gastrointestinal Cancer Screening; 2014. (in Japanese).

10. Hamashima C, Okamoto M, Shabana M, Osaki Y, Kishimoto T. Sensitivity of endoscopic screening for gastric cancer by the incidence method. Int J Cancer. 2013; 133: 653-9.

11. Nakajima S. New positions of ABC method and barium X-ray examination in gastric cancer screening. Helicobacter Res. 2011; 15: 448-57. (in Japanese).

12. Warren JR, Marshall B. Unidentified curved bacilli on gastric epithelium in active chronic gastritis. Lancet. 1983; 1: 1273-5.

13. Yasuhara A, Doi K, Nishimura M, et al. A relation between serum *Helicobacter pylori* antibody and images of gastric mucosal surface in upper GI series. Monograph of the 37th Japan Social Insurance Medical Association Annual Meeting; 1999. p. 294. (Abstract in Japanese).

14. Nakajima S, Yamaoka M, Doi K, et al. Barium X-ray characteristics of the stomach with or without *Helicobacter pylori* infection. Stomach and Intestine 2006; 41: 1001-1008 (in Japanese).

15. Nakajima S, Yamaoka M, Doi K, et al. Barium X-ray characteristics of the stomach with or without *H. pylori* infection and the diagnostic value. Jpn J Helicobacter Res. 2007; 8: 18-21. (in Japanese).

16. Nakajima S. X-ray findings. In: Asaka M, editor. Peptic ulcer, second edition. Chapter 3: diagnosis. Saishin Igaku supplement: gastroenterology, vol. 1. Osaka, Japan: Saishin Igaku Corp.; 2012. p. 92-102. (in Japanese).

17. Kansai GI Imaging Research Group, editor. Atlas for diagnosing *H. pylori* infection with barium X-ray examination, the Second Edition. Kaigen Pharma (Osaka) and JPC Publishing (Kyoto), Japan; 2014 (in Japanese).

18. Yamaoka M, Nakajima S. A usefulness of barium X-ray examination in the risk evaluation for gastric cancer. J Gastrointestinal Cancer Screen. 2011; 49: 20-31.

19. Yamamichi N, Hirano C, Ichinose M, et al. Atrophic gastritis and enlarged gastric folds diagnosed by double-contrast upper gastrointestinal barium X-ray radiography are useful to predict future gastric cancer development based on the 3-year prospective observation. Gastric Cancer. 2016; 19: 1016-22.

20. Itoh T, Saito M, Marugami N, et al. Correlation between the ABC classification and radiological findings for assessing gastric cancer risk. Jpn J Radiol. 2015; 33: 636-44.

21. Shibuya D, Ampo T, Itoh T, et al. A new category classification for the diagnosis of X-ray gastric cancer screening. J Gastrointestinal Cancer Screen. 2016: 54; 73-6. (in Japanese). http:// www.jsgcs.or.jp/files/uploads/iinkai_kubun.pdf

22. Haruma K. (supervising editor), Kato M, Inoue K, et al., editors. Kyoto Classification

of Gastritis. Nihon Medical Center, Tokyo, Japan; 2017.

23. Dixon MF, Genta RM, Yardley JH, et al. Classification and grading of gastritis: the updated Sydney system. Am J Surg Pathol. 1996; 20: 1161-81.

24. Nakajima S, Sakaki N, Hattori T. Topography of histological gastritis and endoscopic findings. Helicobacter Research. 2009; 13: 74-81. (in Japanese).

25. Nakajima S, Yamamoto K. Endoscopic diagnosis of gastritis according to the Kyoto classification. Medical Practice. 2018; 1: 57-66. (in Japanese).

26. NPO Japan Organization for Gastric Cancer Prediction, Diagnosis and Therapies, editor. A manual for gastric cancer risk screening, ABC method, the Second Edition. Nanzando, Tokyo, Japan; 2014 (in Japanese).

27. Ichinose M, Oka M, Saito H, editors. Risk Factors for Gastric Cancer and Risk Diagnosis (Igan risk factor and risk diagnosis, in Japanese). Nihon Medical Center, Tokyo, Japan; 2014 (in Japanese).

28. Miki K, editor. Gastritis, how do you manage? The second edition: gastric cancer risk stratification with ABC method, endoscopy and X-ray examination. Nihon Iji Shimpo Corp., Tokyo, Japan; 2017 (in Japanese).

29. Nakajima S. An updated algorithm and clinical questions for the efficient gastric cancer screening and cancer prevention strategy based on the diagnosis of background gastric mucosa. Reports of the research of Japan Ministry of Health, Labour and Welfare; 2015. pp. 59-77 (in Japanese). http: //mhlw-grants.niph.go.jp/niph/search/NIDD00. do?resrchNum=201507018A

第九章
内镜诊断

Takashi Nagahama，Noriya Uedo, Kenshi Yao 著　李传凤 译　李　渊 审校

摘要： 日本已经广泛实施了可以降低胃癌死亡率的早期发现和早期治疗策略。为了发现早期胃癌，日本正在实行系统性筛查的内镜检查方法的教育。如通过传统的白光成像发现可疑胃癌病变，需要进行伴或不伴有放大的图像增强内镜进行癌性与非癌性病变的详细鉴别诊断，并进行活检，这通常是随后进行的诊断方法。对于组织学诊断为癌症的病变，在治疗前内镜医生要进行详细的检查，以确定组织学类型、肿瘤大小、有无溃疡或瘢痕以及浸润深度，以确定治疗内镜下手术或外科手术指征。为了确定切除时的界限，必须准确识别肿瘤大小及边界。最近，用于胃癌综合风险分层的联合幽门螺杆菌抗体和胃蛋白酶原测试的 ABC 方法，被专家推荐用作胃癌筛查。

关键词： 内镜·诊断·胃癌·早期胃癌·色素内镜·窄带成像

9.1　导言

虽然近年来胃癌的发病率一直在下降，但在全球范围内，它仍然是第五大常见的癌症和第三大常见的癌症死亡病因。日本是胃癌发病率最高的国家之一，男性与女性年龄标准化患病率分别为 45.7/10 万和 16.5/10 万 [1]。因此，多年来对于早期胃癌的诊断，日本做出了巨大努力。1962 年，日本胃肠内镜学会将"早期胃癌"（ early gastric cancer，EGC ）定义为肿瘤局限于黏膜层或黏膜下层，无论有无淋巴结转移 [2]。这个定义是基于这样一个事实，即早期胃癌预后良好，术后 5 年的生存率 ≥95% [3]。早期胃癌患者预后良好的原因之一是淋巴结转移的发生率低。

淋巴结转移见于 10%～20% 的早期胃癌病例，但这些转移中的 70% 仅限于区域淋巴结[4]。因此，这些转移可以通过胃切除术及淋巴结切除而彻底清除。

为了降低日本胃癌的死亡率，20 世纪 60 年代开始用钡剂造影开展基于人群的筛查并广泛在全国应用。考虑到过度诊断及内镜检查可能出现的穿孔或出血等并发症，很多年来专家不建议将内镜检查作为一种基于人群的筛查方法[5]。然而，日本和韩国的队列研究结果证实了内镜筛查降低胃癌死亡率的有效性[6-8]。因此，日本胃癌筛查指南（2014 年版）最终推荐对于 50 岁以上人群每 2～3 年可接受一次内镜筛检[9]。在此期间，学者进行了许多研究来分析放射影像学发现的早期胃癌的组织学特征，并与手术切除标本的组织学表现进行比较。最近，随着高分辨率电子内镜的使用，有关内镜下的形态学特征与组织学表现之间相关性的更详细的调查正在以类似的方式进行。因为以往循证医学的概念并没有被很好地建立，因而这些调查的证据水平是不高的。然而，这些研究是日本的内镜医生带着极大的热情去进行的，并且这些知识和技术已经融入日本的内镜检查很长时间了。尽管基于人群的筛查正在日本实行并且发现了大约 5000 名患者，但这些人数仅占全日本胃癌患者总数的 4%[10]。即使进行了人群筛查，超过 80% 的早期胃癌患者是通过如下临床实践被发现的：在医院、门诊或个人健康体检进行常规内镜检查[11]。

此外，内镜黏膜下剥离术的发展在一些方面已经改变了早期胃癌的内镜诊断。过去，只有不合并溃疡或瘢痕的小病变可通过内镜黏膜切除术（EMR）的方法进行切除。然而，内镜黏膜下剥离术使我们能够切除大的病灶或合并溃疡瘢痕的病灶，并且可以扩大此类病变内镜切除的指征[12, 13]。因此，内镜切除被确认为治疗早期胃癌的一种标准方法[14, 15]。而且，早期发现病变在保证生活质量方面变得十分重要。另外，为了预先评价是否行内镜黏膜下剥离术治疗，有必要进行详细的检查，以确定肿瘤的范围（大小）、组织学类型和深度以及有无溃疡或瘢痕。此外，基于染色的图像增强内镜（image-enhanced endoscopy，IEE，色素内镜），以设备为基础的 IEE，如窄带成像（narrow-band imaging，NBI）、蓝激光成像（blue laser imaging，BLI）、iScan 等技术，以及放大内镜技术目前被用于临床实践中，并且提高了内镜诊断早期胃癌的准确性。

本章结合日本内镜医生积累的证据和共识，阐述了当前内镜诊断早期胃癌的相关实践。

9.2　早期胃癌的发现

当一例漏诊的胃癌在筛查后 1 年内被发现，即被定义为假阴性结果。日本内镜筛查实践中准确诊断的敏感性是 85% ～ 95%。如果胃癌是在筛查后的 3 年内被发现，则被定义为假阴性，其敏感性是 75% ～ 90%[16, 17]。漏诊胃癌的原因可能包括内镜医师观察方法（技术）和经验（知识）的不足 [18]。因此，为了有效地检测早期胃癌，在使用胃黏液溶解剂和消泡剂进行充分的准备前提下进行系统的筛查，以及熟知胃癌的特征性表现是至关重要的 [19, 20]。

9.2.1　准备

黏附于黏膜表面的泡沫和黏液会阻碍内镜观察，并导致忽视轻微的黏膜改变。为了增加黏膜的能见度，一种水和黏液溶解剂及消泡剂的混合物，包括 100 ml 水、20 000 U 链霉蛋白酶（ pronase MS ；日本东京 Kaken 制药）、1 g 碳酸氢钠和 10 ml 20 mg/ml 二甲聚硅氧烷（ Gascon ；日本大阪堀井药业有限公司 ）被用于胃镜检查前的患者。2 项随机对照研究发现，链霉蛋白酶联合消泡剂可提高黏膜的可见度 [21, 22]。N- 乙酰半胱氨酸也可用于无法获得链霉蛋白酶的医院 [23]。

活跃的胃蠕动干扰胃镜检查。因此，使用一种抗胆碱能药物——10 ～ 20 mg 丁溴东莨菪碱（ Buscopan，日本东京 Boehringer Ingelheim 制药）或 1 mg 胰高血糖素（胰高血糖素 G ）（日本东京卫材）肌内注射或静脉注射，可以减少蠕动波。局部应用薄荷油或以薄荷油为主的成分配方——0.8% 1- 薄荷醇（ Mincrea ；日本制药有限公司，日本东京 ）已经被报道是安全且有效的抗蠕动药物 [24, 25]。

9.2.2　筛选检查方法

即使在今天，胃癌的标准内镜筛查方法仍是白光内镜（ white light endoscopy，WLE ）。没有明确的证据表明 IEE，如 NBI、BLI、联动彩色成像及自发荧光成像等优于 WLE。

在日本常规检查实践中，对胃黏膜的观察是按照以下顺序进行的[26]：①前向观察贲门至幽门环，并通过同样的方法反转内镜至贲门进行逆行观察（图 9.1a）；②或者，最初先不观察，直接插入幽门环，再以同样的路径逆行观察至贲门，然后再次向前观察幽门（图 9.1b）。Yao 统一和简化了上述不同的观测路线，并提出了胃的系统筛查方案

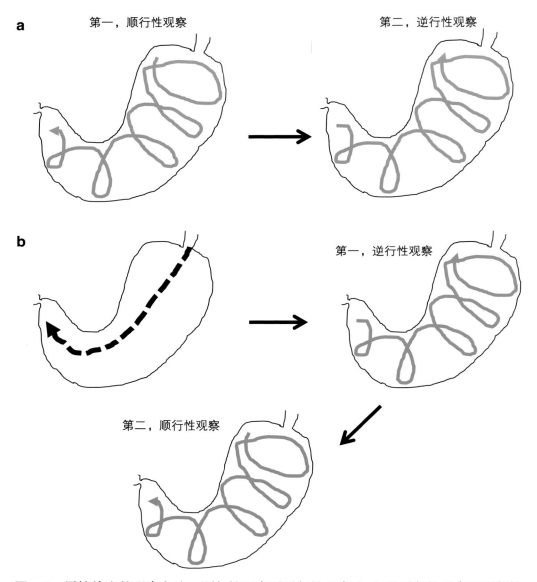

图 9.1 胃镜检查的观察方法。顺行性观察后逆行性观察（a）及逆行性观察后顺行性观察（b）

（systematic screening protocol for the stomach，SSS，图 9.2 ）[18]。在这种方法中，所有中上部胃体、下部胃体及胃窦四至三个象限的方向（前壁、后壁、大弯及小弯）均应被检查和记录。

　　早期胃癌有时因胃黏液池的胃液及黏膜表面附着的黏液覆盖而被忽略掉。此外，如果空气注入不足，胃体大弯的病变往往藏在皱襞里而被忽略 [18, 19]。因此，积极冲洗胃黏膜、彻底吸净胃内的液体并通过充分注入空气使胃腔充分扩张对于减少早期胃癌的遗漏是很重要的（图 9.3 ）。

9.2.3 可疑早期胃癌的判定标准

　　对于早期胃癌可疑病变的识别，了解早期胃癌的特征性表现是很必要的。上皮肿瘤的主要特征是：肿瘤细胞的异常生长和肿瘤细胞的黏附。肿瘤组织一般由上皮和基质组成。由于基质中包含血管，基质的异常生长表现为颜色的变化（发白或发红）；上皮细胞的异常生长表现为病变表

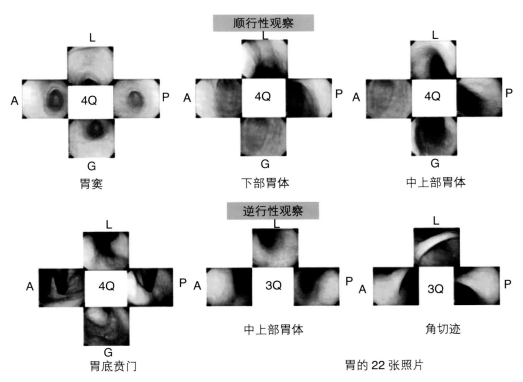

图 9.2　胃的系统筛查方案（SSS）

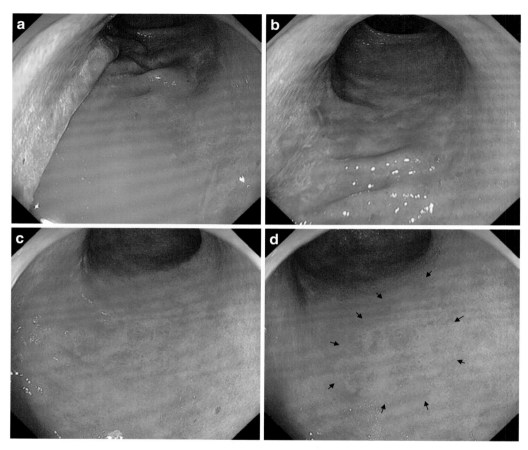

图 9.3　进入胃内后（a），抽吸胃内液体（b），冲洗表面黏液（c），在充分注气的条件下，明确观察到一个平坦的未分化型早期胃癌（黑色箭头，d）

面的不规则（隆起或凹陷）（图 9.4a）。由于黏附癌细胞的持续生长，病变部分同周围黏膜之间形成了一条分界线（图 9.4b）。

因此，白光内镜诊断早期胃癌的标准为：①颜色不规则（发白或发红）；②表面不规则（隆起或凹陷）；③存在分界线（界限清楚的病变）[27, 28]。如果病变符合标准①和③，或②和③，均可诊断为早期胃癌（图 9.4c）。此外，如果病变的颜色和表面与周围黏膜相似，但背景黏膜的血管网消失，也可以是早期胃癌的可疑发现（图 9.5）。自发的黏膜出血也可以作为发现早期胃癌的线索（图 9.5b）。尽管这些发现也见于良性疾病，如果病变表现为单独的孤立性病变，则要强烈怀疑是癌。然而，如果病变是多发或者对称性分布，则较少怀疑是癌（图 9.6）。

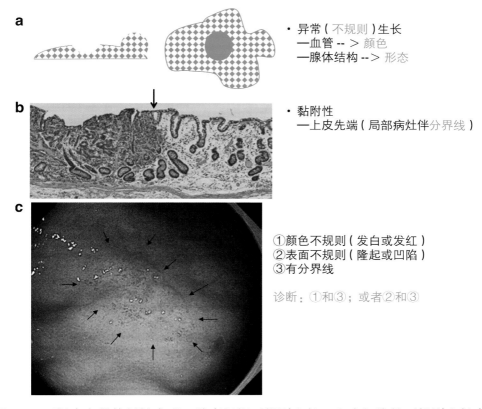

a

· 异常（不规则）生长
—血管 -->颜色
—腺体结构 -->形态

b

· 黏附性
—上皮先端（局部病灶伴分界线）

c

①颜色不规则（发白或发红）
②表面不规则（隆起或凹陷）
③有分界线

诊断：①和③；或者②和③

图9.4　可疑病变的特征性表现。肿瘤组织不规则生长，上皮细胞的不规则生长表现为形态的不规则，基质组织的不规则生长表现为颜色的不规则（a、c）。肿瘤上皮细胞的相互黏附形成了与周围黏膜（b、c）之间的分界线（上皮先端，b、c中黑色箭头）

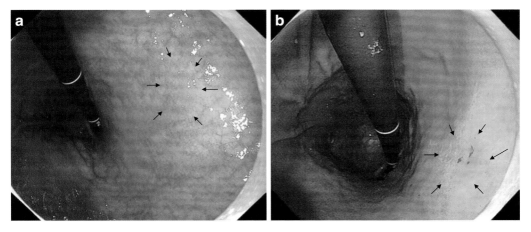

图9.5　当病灶颜色和形态与周围黏膜相似时，消失的背景血管网（a中的黑色箭头）或自发性出血（b中的黑色箭头）可以作为发现可疑病变的线索

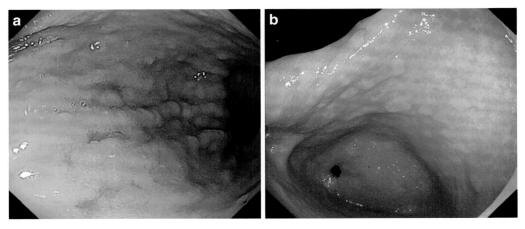

图 9.6　多发的相似表现提示良性病变。多个发红的凹陷为胃糜烂（a），多发发白的斑块为肠化生（b）

9.3　癌与非癌的鉴别诊断

　　经白光内镜检查发现早期胃癌可疑病变后，癌与非癌病变的鉴别诊断是需要通过活检组织检查来确定的。对于由内镜下表现明确诊断为非癌的病变，通常是不进行活检的。在日本，以染料为基础的内镜及以设备为基础的图像增强内镜普遍用于胃部病变的鉴别诊断。

9.3.1　以染料为基础的图像增强内镜（色素内镜）

　　在色素内镜检查中，用注射器将 0.05% ~ 0.2% 靛胭脂溶液直接通过工作通道冲入或使用喷洒导管喷洒（PW-5L-1、PW-6P-1 或 PW-205V，奥林巴斯医疗系统公司，日本东京）[29]

　　对比黏膜的形态和颜色，靛胭脂利于对病变及周围黏膜的特征进行评价（图 9.7）。色素内镜对早期胃癌的诊断标准与白光内镜相同：①颜色不规则（发白或发红）；②表面不规则（隆起或凹陷）和分界线的存在（界限清楚的病变）。色素内镜明显提高了分界线的清晰度。如果病变边缘（分界线）光滑，病变为对称圆形或卵圆形，那么它很可能是非癌性的。癌变的病变常有不规则的分界线，表现为"虫蛀"样和（或）侵蚀状（图 9.8）[40]，且表面形态为不规则的。

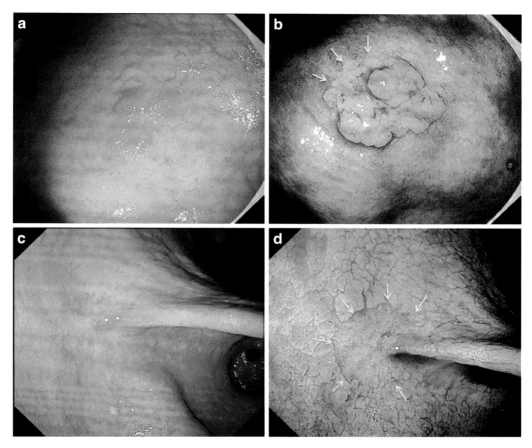

图 9.7 靛胭脂染色内镜诊断早期胃癌。在胃体发现一个发红的隆起性病变（a）。用靛胭脂染色后，病变的形态学特征更为明显（b）。病变在口侧呈扁平样延伸（b 中的黄色箭头）。在角切迹前壁可见一小片红色区域（c）。色素内镜显示红色区域周围有浅凹陷区（d 中的黄色箭头）

9.3.2 NBI 结合放大内镜（M–NBI）

M-NBI 能够观察黏膜的微血管类型及微表面形态。Yao 等提出 M-NBI 的血管及黏膜表面（vessel and surface，VS）的分类系统[30]。VS 分类系统包括将内镜下的表现与组织学结果关联起来的解剖学术语（表 9.1）。在这个 VS 系统中，微血管形态及微表面形态都被分为规则、不规则及消失（图 9.9）。在这个 VS 分类系统中，高级别异型增生或早期胃癌表现为：①不规则的微血管形态；②不规则的微表面形态；③分界线的存在。

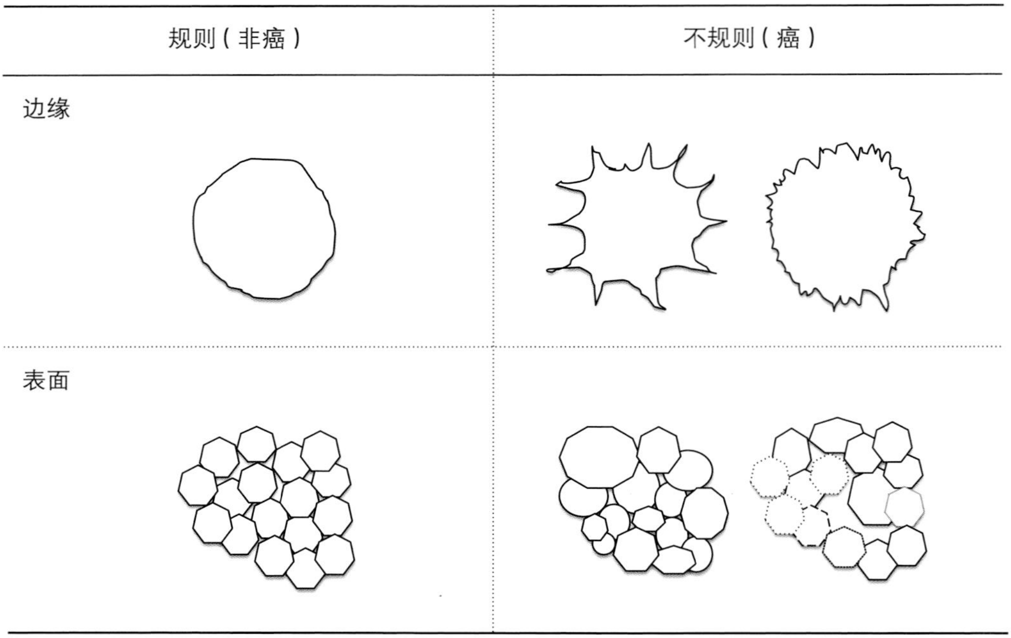

	规则（非癌）	不规则（癌）
边缘		
表面		

图 9.8　色素内镜下癌与非癌性病变的特征性表现。非癌性病变具有规则的边缘，表面结构规则、均匀；癌性病变的边缘通常不规则，表面结构也是不规则和不均匀的

表 9.1　VS 分类系统术语

V，微血管（microvascular，MV）结构
　　上皮下毛细管网（subepithelial capillary network，SECN）
　　集合小静脉（collecting venule，CV）
　　病理性微血管（pathological microvessels，MV）

S，微表面（micro-surface，MS）结构
　　边缘隐窝上皮（marginal crypt epithelium，MCE）
　　隐窝开口（crypt-opening，CO）
　　中间带（intervening part，IP）
　　亮蓝嵴（light blue crest，LBC）：刷状缘
　　白色不透明物质（white opaque substance，WOS）：脂滴

不规则的微表面形态伴有分界线或不规则的微血管形态伴有分界线即可做出早期胃癌的诊断。除此之外，Yao 等描述了"血管和表面不协调"的发现，即与上皮结构无关的不规则血管扩张（图 9.10）是腺癌特异性的征象 [31]。Doyama 等将癌性上皮下的白色小球状病变命名为"白色球状物"

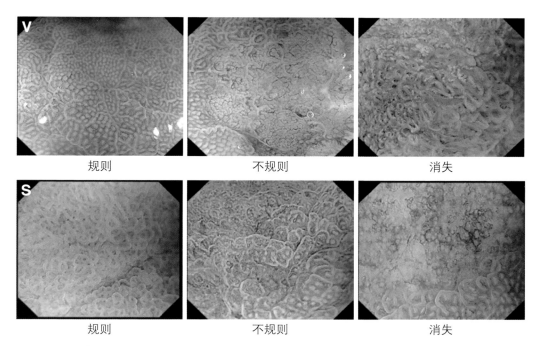

图 9.9　血管及黏膜表面（VS）分类系统。在 NBI 放大模式下分别评估微血管结构和微表面结构。这两种结构均被分类为规则的、不规则或消失

（white-globe appearance，WGA）。此种表现诊断早期胃癌的特异性很高（97.5%）（图 9.11）[32, 33]。

在早期胃癌高危患者中，M-NBI 对于小凹陷病变（≤ 10 mm）的诊断准确率明显优于白光内镜（90% 和 65%，P < 0.001）。此外，在白光内镜之后进行 M-NBI 的观察，诊断的准确率为 97%，敏感性为 95%，特异性为 97%[34]。之后，同样的研究人员在接受胃镜筛查的患者中进行了一个多中心前瞻性队列研究，验证了 VS 分类系统对于任何肉眼可见的病变显示相似的诊断准确性（敏感性、特异性及准确率分别为 60%、98% 和 96%）。此外，本研究还提出了 M-NBI 有可能降低活检的数量，因为它可以实现对可疑病变进行肉眼可视的活检[35]。把这些研究结果考虑进去，日本胃肠内镜学会、日本胃肠病学会和日本胃癌协会合作发布了放大内镜胃癌简易诊断法（magnifying endoscopy simple diagnostic algorithm for gastric cancer，MESDA-G）[36]。MESDA-G 提出的规范为：首先评估分界线存在与否，然后再评估有无不规则微血管结构或不规则的表面结构

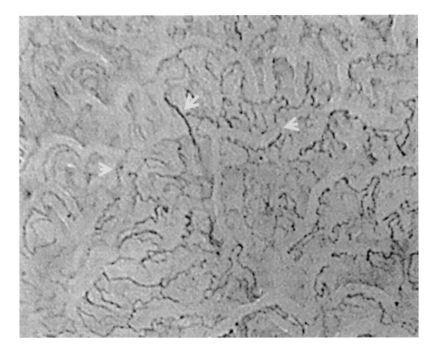

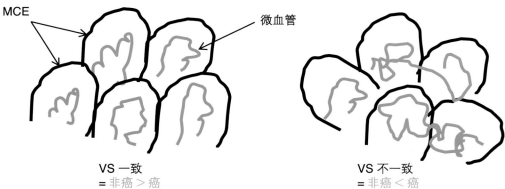

图 9.10 NBI 放大模式显示血管和黏膜表面不一致（VS）（黄色箭头）。在非癌性病变中，微血管位于边缘隐窝上皮内，然而在癌性病变，不规则的微血管的延伸与微细表面结构无关，MCE，边缘隐窝上皮

（图 9.12）。也有报道显示 M-NBI 对于微小早期胃癌（≤ 5 mm）的诊断[37]及隆起型早期胃癌与腺瘤的鉴别诊断[38,39] 也是有用的。

　　近年来，已有报道显示 BLI 结合放大内镜具有与 M-NBI 相似的诊断效果[40]。

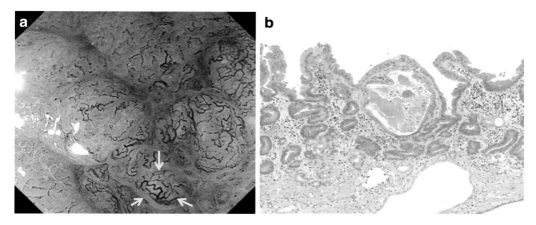

图 9.11 NBI 放大模式显示白色球状物（WGA）。在癌上皮下可观察到一个白色球状病变（a）。白色球状物对于诊断早期胃癌是一个高度特异性的发现，它对应的是腺体内坏死碎片的组织学表现（b）

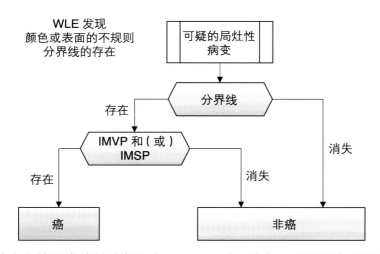

图 9.12 放大内镜胃癌简易诊断法（MESDA-G）。首先，对可疑病变是否有分界线进行评估。如果没有分界线，病变诊断为非癌。如果病变有分界线，再对是否存在不规则微血管结构或不规则的微表面结构进行评估。如果两者都是规则的，病变即被诊断为非癌。反之，如果两者之一是不规则的，病变即被诊断为癌症（图引自文献 36，并且修改过）IMVP，不规则微血管结构（irregular microvascular pattern）; IMSP，不规则微表面结构（irregular microsurface pattern）

9.4　风险分层

当内镜检查中异常发现的可疑癌变的指数升高时，对患者进行胃癌风险的评估是很重要的。此外，对胃癌高风险的患者进行监测检查也是被推荐的。

9.4.1　幽门螺杆菌感染与血清胃蛋白酶原

幽门螺杆菌感染是胃癌发生的明确（第一类）致癌原。队列研究的结果[41, 42]和队列研究的 Meta 分析[43]支持联合血清胃蛋白酶原和幽门螺杆菌抗体检测进行风险分层是有效的。ABC 法对胃蛋白酶原Ⅰ水平和胃蛋白酶原Ⅰ/Ⅱ比值与血清幽门螺杆菌抗体滴度进行联合检测，根据结果将患者分为四组：A 组，幽门螺杆菌阴性且无萎缩；B 组，幽门螺杆菌阳性但无萎缩；C 组，幽门螺杆菌阳性且有萎缩；D 组，幽门螺杆菌阴性但有萎缩。前瞻性队列研究显示从 A 组至 D 组胃癌风险是增加的，风险比分别为 1、1.1、6.0 和 8.2[42]。D 组患者具有广泛的萎缩，导致幽门螺杆菌无法再在胃内定植。ABC 方法的局限性是它并不适用于幽门螺杆菌高度流行的人群，因为所有受试者都会被确定为高危人群；同时亦不适用于低幽门螺杆菌抗体滴度（既往或现在有幽门螺杆菌感染）的感染人群，此类人群有发展成胃癌的风险，却被归到了 A 组[44, 45]。

9.4.2　以内镜表现为基础进行胃癌风险的评估

一些内镜下的表现被报道与胃癌风险有关，因此，可根据内镜检查中的发现对患者进行胃癌风险的评估。在日本，同胃癌风险相关最常见的内镜下表现是内镜下的黏膜萎缩，其特征是：①消失的胃皱襞；②黏膜苍白；③背景黏膜的血管透见度增加[46]。内镜下黏膜萎缩表现预测组织学萎缩的敏感性/特异性分别为 46%/86%（消失的胃皱襞）和 79%/68%（血管透见度增加）[47]。Kimura 和 Takemoto 将内镜下黏膜萎缩程度分为 6 种类型：O-3 到 C-1，最近又合并为以下 3 种类型：①无 - 轻型，内镜下萎缩的黏膜局限于胃体下部的小弯侧；②中型，内镜下萎缩的黏膜局限于胃体小弯，但延伸到贲门；③重型，内镜下萎缩的黏膜延伸至胃体的前/后壁或胃体大弯（图 9.13）。Uemura 等进行了一项 1526 名受试者参与的队列研究，证实严重内镜下黏膜萎缩患者的胃癌风险是没有或轻

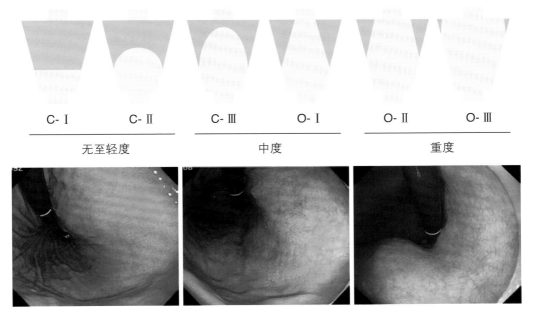

图 9.13　萎缩性胃炎 Kimura-Takemoto 分型。根据胃皱襞消失、颜色苍白及血管透见性增强为特征的黏膜萎缩范围，可将萎缩性胃炎分为 C- Ⅰ 型至 O- Ⅲ 型。当萎缩性黏膜范围局限于胃体下部小弯时，属于"无至轻度"；当萎缩延伸到贲门时，就被归类为"中度"；如果萎缩延伸到胃体的前 / 后壁或胃体大弯时，则被归为"重度"

度内镜下黏膜萎缩患者的 4.9 倍[76]。Masuyama 等对内镜下黏膜萎缩范围同胃癌发生相关性进行了评价，发现随着萎缩性胃炎范围的扩大，胃癌的风险明显增加[48]。

　　肠上皮化生可根据 WLE 下绒毛状的表面结构进行诊断，通过黏膜发白和黏膜表面粗糙在胃窦和胃体诊断肠化的敏感性 / 特异性分别为94.6%/69.1% 和 86.1%/65.9%[49]。Sugimoto 等报道了根据京都分型的标准，早期胃癌患者背景黏膜的内镜下萎缩和肠上皮化生的评分明显高于幽门螺杆菌相关胃炎的患者。一个多因素分析显示内镜下肠上皮化生（OR 4.5；95% CI 3.3 ~ 6.0；$P < 0.001$）及 男 性（OR 1.7，95% CI 1.1 ~ 2.7，$P=0.017$）[50]为胃癌的独立危险因素。

　　Kamada 等进行了一项病例对照研究，对结节性胃炎的年轻患者进行了胃癌的风险评估。当结节性胃炎患者达到 29 岁时，与经年龄和性别匹配的非结节性幽门螺杆菌相关胃炎的患者相比，胃癌风险明显升高（OR

64.2；95% CI 16.4% ~ 250.9% ），提示结节性胃炎同青年期未分化型胃癌有很强的相关性[51]。在一项队列研究中，Watanabe 等调查了幽门螺杆菌感染阳性非萎缩性胃炎患者的内镜表现同胃癌的相关性，并且发现皱褶型肥厚性胃炎（胃体皱襞明显扩大和扭曲）是发生胃癌的一个独立预测因子（ OR 43.3, 95% CI 5.16 ~ 363 ）[52]。

Sekikawa 等指出，一项队列研究发现有胃黄色瘤患者的胃癌发病率比没有黄色瘤的患者高。多因素分析提示内镜下开放型的萎缩（ OR 7.2；95% CI 2.5 ~ 21；$P < 0.0001$ ）和胃黄色瘤（ OR 5.9；95% CI 2.7 ~ 13；$P < 0.0001$ ）是胃癌发生的独立危险因素[53]。

9.5   确定内镜切除适应证的诊断

适应证：对早期胃癌是否行内镜切除均由内镜检查结果来确定。因此，在治疗早期胃癌前确定以下几点是必要的：①病变的大小（范围）；②组织学类型；③肿瘤浸润的深度；④有或无溃疡或瘢痕[14]。日本胃癌协会颁布的最新版本——2018 年胃癌治疗指南将以下病变定义为内镜切除的绝对适应证：①≤ 2 cm，分化型黏膜内癌（ cT1a ），无溃疡或瘢痕（ UL0 ）；②＞ 2 cm，分化型黏膜内癌（ cT1a ），无溃疡或瘢痕（ UL0 ）；和③≤ 3 cm，分化型黏膜内癌（ cT1a ），伴有溃疡或瘢痕（ UL1 ）。病变≤ 2 cm、未分化型、cT1a、UL0 被认为是扩大适应证。

内镜切除后，用福尔马林固定标本，并将其切割成 2 ~ 3 mm 宽的组织条，根据组织病理学结果来评估治疗的效果。判定治愈性切除的标准包括：①肿瘤大小；②组织学病理学类型；③肿瘤侵犯深度；④有无溃疡或瘢痕；⑤有无累及淋巴和血管；⑥水平或垂直切缘的情况。如果切除标本的组织病理学结果不符合治愈性切除的标准，建议患者追加外科手术治疗（胃切除和淋巴结清扫）。

9.5.1   *肿瘤侧切缘及大小的确定*

治疗前对早期胃癌边缘的诊断是决定内镜切除适应证和获得病变完全性切除的关键。根据癌组织边缘黏膜表面结构的不同，靛胭脂染色内镜对于确定癌和非癌的黏膜边界是有效的（图 9.14）。据报道，染色内镜

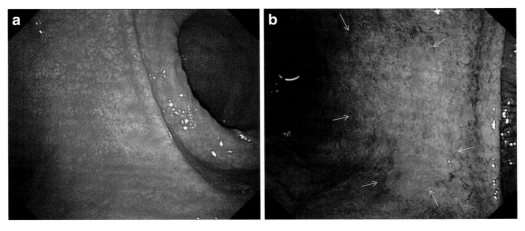

图 9.14　胃体小弯平坦型病灶（0-Ⅱb 型）。通过白光内镜下不规则的背景血管网可以识别该病变（a）。应用靛胭脂染色后，观察到它是一个大的脱色区域（b 中黄色箭头）

对早期胃癌边界勾勒的诊断准确率达 80% 左右 [54]。

最近，M-NBI 在确定早期胃癌边界的作用被报道 [54-56]。在一项回顾性观察研究中，Nagahama 等指出 M-NBI 确定癌边界的准确率由 81% 升高到了 95%（图 9.15）[54]。一项单中心比较性研究表明，在接受 ESD 治疗的早期胃癌患者中，在确定癌的边界方面 M-NBI 比色素内镜具有更大的优越性，诊断准确率分别为 89% 和 76%（P=0.007）。最近，在同时接受 ESD 和外科手术的患者中进行的多中心随机对照研究显示出了相似的诊断准确率，M-NBI 和色素内镜的诊断准确率分别为 88% 和 86%（P= 0.63）[77]。在这项研究中，M-NBI 组和色素内镜组患者治疗后的切缘阳性率均为 0，说明即使在 M-NBI 不可用的情况下，也可以通过靛胭脂染色确定病变边界并获得相似的临床结果。

病变的大小通常通过内镜下的大体发现来粗略估计。在实践中，可以通过与内镜直径比较、张开的活检钳、测量橡胶盘及测量钳（M2-1C，-2C，奥林巴斯医疗系统公司，日本东京）而对病变进行客观的测量 [57]。尽管实施内镜切除的适应证是由内镜图像下病变的大小决定的，但由于淋巴结转移风险的背景数据是基于组织病理学确定的，因此，治愈性切除是根据组织病理学的大小来确定的。

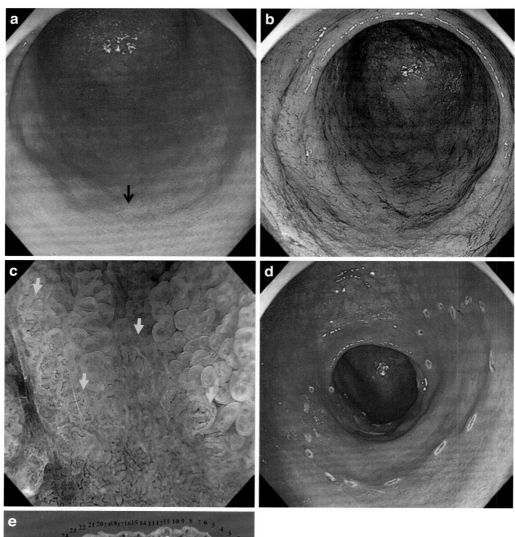

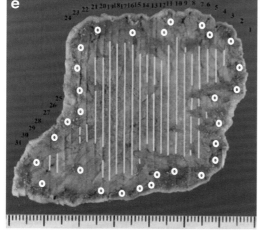

图 9.15 NBI 放大内镜对于描绘病变的边界是有用的。在角切迹的大弯侧观察到一个微小的凹陷（a）。靛胭脂染色不能很好地勾勒出边界（b）。NBI 放大内镜根据微血管结构及微表面结构的变化显示其边界（c 图中黄色箭头所示）。此标记由 NBI 放大内镜的发现所确定（d）。该病变经内镜黏膜下剥离切除，切缘干净，无癌组织残留（e，黄色线条显示病变病理学范围）

9.5.2 组织病理学类型

组织学病理学类型是决定早期胃癌患者进行内镜切除适应证的重要因素[14, 15]。在临床实践中，形态学类型对于估计早期胃癌的组织病理学类型是有用的（图 9.16）。隆起型（0-Ⅰ）或表面隆起型（0-Ⅱa）早期胃癌很可能是分化型而很少有未分化型（敏感性 24%，特异性 99%，阳性和阴性似然比分别为 15.7 和 0.77）[58]。对于凹陷型早期胃癌，分化型早期胃癌通常是发红的，而未分化型早期胃癌通常是呈白色[59]。在更详细的形态学特征中，分化型凹陷型早期胃癌具有均匀的表面结构，凹陷区域的边缘是棘状的，且常伴有边缘隆起（图 9.17a、b），而未分化型凹陷型早期胃癌的凹陷区域内经常伴有再生黏膜结节和锐利陡峭的边缘（图 9.17c、d）[60]。对背景黏膜的评估也有助于预测早期胃癌的组织学类型。

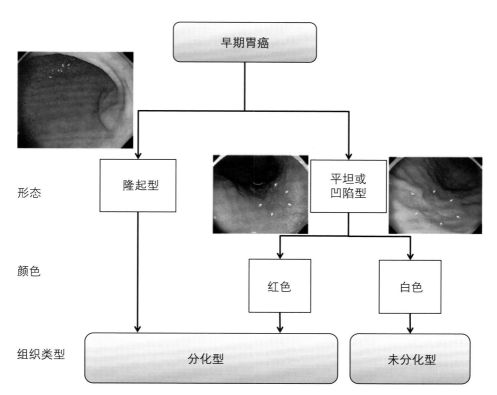

图 9.16　白光内镜对早期胃癌病理学类型的诊断流程。隆起型病变通常为分化型胃癌。对于平坦或凹陷型病变，分化型胃癌可能是发红的，而未分化型胃癌更倾向于发白

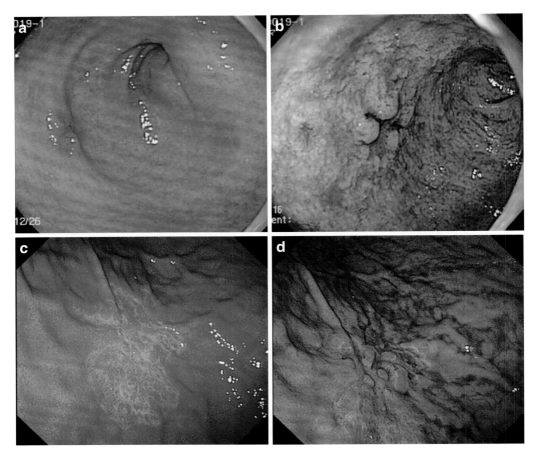

图 9.17　分化型早期胃癌的代表性内镜下表现。胃窦可见一个发红的凹陷性病变（a），在色素内镜下见病变有针状的边界（b）。这是未分化型早期胃癌的代表性内镜下表现。在胃体下部可见一个白色凹陷性病变伴有多发的红色结节（c），并且色素内镜显示边缘陡峭

分化型胃癌更多发生于萎缩和（或）肠上皮化生的黏膜，而未分化型胃癌往往发生于少有萎缩改变的黏膜。

最近，M-NBI 对早期胃癌组织学分化类型的作用被报道。在分化型早期胃癌中，病变有明确的界限，不规则微血管呈精细网状形态（敏感性 66%，特异性 66%，图 9.18a）[61, 62]。相反，在未分化型早期胃癌中，背景黏膜规则的表面形态消失了[63]，并且在分界线内不规则的微血管显示为螺旋状（敏感性 86%，特异性 96%；图 9.18b）[61, 62]。

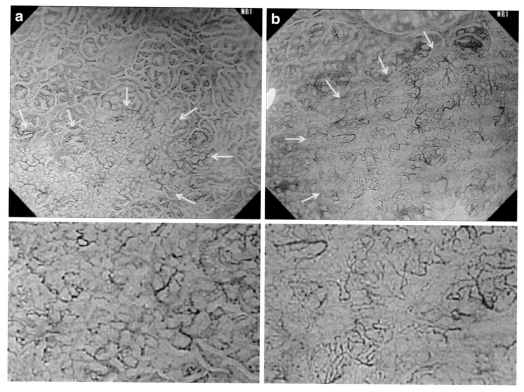

图 9.18　分化型（a）和未分化型（b）早期胃癌的 NBI 放大图像。前者具有精细网状的不规则微血管形态，后者则具有螺旋状的不规则微血管形态

决定内镜切除适应证的组织学类型基本上是参考活检标本的组织学发现。然而，由于早期胃癌的组织学类型经常是不均一的，因此，活检的一点组织的病理诊断可能不能准确反映整个病变的组织学表现。内镜诊断组织学类型的一个优势就是具有检查整个病变区域的能力。内镜对组织学类型的诊断通过靶向活检来提高诊断准确性，进而为是否行内镜切除提供综合的考虑。

9.5.3 *浸润深度*

内镜切除的指征是 cT1a（黏膜内），目前对于 cT1b1 还没有明确的诊断标准（浅层的，黏膜下浸润 ≤ 500 μm）。因此，cT1a 与 cT1b（黏膜下）早期胃癌的鉴别诊断对于确定治疗指征是很重要的。日本目前最常用的诊断肿瘤深度的方法是采用常规的 WLE 进行形态学评价。常规内镜检查关于 T1b2（深部，＞500 μm，黏膜下浸润）EGC 指示性的发现包括聚集皱襞的增粗和融合[64, 65]、大小达 30 mm 或以上[66]、明显的色红[65, 66]、表面不规则[65-67]、边缘突出[68] 和黏膜下肿瘤样的边缘隆起[66, 67]。

据报道，使用这些指示性发现判定 T1b2 的阳性预测值为 63%～89%。然而，多个指征的使用会使评价人员产生混淆，并可能增加诊断的多变性。最近，Nagahama 等证明了非伸展征作为预测黏膜下深部浸润早期胃癌的有效性[68]。在此内镜下表现中，当注入充分的空气而使胃腔膨胀时，黏膜下癌腺体的基质纤维化（纤维增生反应）引起黏膜下肿瘤样的边缘隆起（图 9.19）。仅对这一发现进行评价对预测浸润深度提供了优异的诊断性能（敏感性 92.0%，特异性 97.7%）。因此，通过多中心前瞻性研究进行进一步的验证是有必要的。

许多报告描述了超声内镜（EUS）对于诊断早期胃癌浸润深度的有效性[69-72]。然而，一些比较研究表明专业的内镜专家的传统内镜诊断与 EUS 的诊断几乎是相似的（71% 和 63%）[72]，甚至比 EUS 更好（73.7% 和 67.4%，$P < 0.001$）[73]。特别是，Tsujii 等指出，对于常规 WLE 诊断为 cT1a 的病变，EUS 没有改变诊断的病例有 82%。然而，对于 WLE 诊断为 cT1b 的病变，EUS 将 42% 的病变降低了肿瘤浸润深度，使其符合了内镜切除的指征[67]。因此，对 WLE 下显示为 cT1a 的病变，可直接进行 ESD；而对于 WLE 诊断为 cT1b 的病变，EUS 的评估可能降低外科手术的比例。

9.5.4　溃疡和瘢痕

对于有溃疡或瘢痕的早期胃癌，只对 ≤3 cm 的分化型早期胃癌行内镜切除，内镜切除未分化型早期胃癌病变是禁忌的。原则上，溃疡的存在是由白光下的黏膜缺损或黏膜聚集来确定的。有时，黏膜内凹陷型早期胃癌会被白色黏液或渗出物所覆盖，所以将它与开放的溃疡区分开来是很重要的。单独的皱襞聚集并不是深部黏膜下浸润的标志。黏膜内早期胃癌溃疡瘢痕的黏膜聚集呈直线或逐渐变细并指向某一点[68]。对于病变边缘粗大的皱襞中断，要怀疑有黏膜下层深层的浸润。对于伴有溃疡

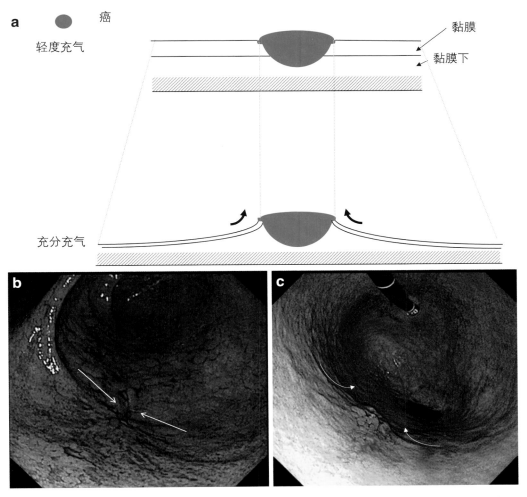

图 9.19　非延伸征象的标志性示意图（a）。随着大量空气进入，黏膜内早期胃癌会逐渐变平（b）。相反，随着胃壁明显的扩张，因为黏膜下层纤维性癌组织的存在，黏膜下浸润性早期胃癌随着周围非癌黏膜的牵拉而向管腔内突出（c）

瘢痕的早期胃癌，胃壁纤维化的数量和深度与实施 ESD 困难有关。EUS 不仅可以预测溃疡瘢痕的存在，也可以通过评估溃疡深度来预测 ESD 手术的困难程度[74]。

9.6 结语

目前根据现有的证据和日本内镜医师的共识提出了日本内镜诊断早期胃癌的方法。除非检测到黏膜内早期胃癌，否则是不能行内镜切除的。通过准确诊断基础上的正确治疗指征可获得良好的临床疗效。我们希望本章的信息有助于改善早期胃癌患者的内镜诊断、治疗和预后。

参考文献

1. GLOBOCAN 2012. http: //globocan.iarc.fr/Pages/fact_sheets_cancer.aspx.
2. Murakami T. Pathomorphological diagnosis. Definition and gross classification of early gastric cancer. Gann Monogr Cancer Res. 1971; 11: 53-5.
3. Yamazaki H, Oshima A, Murakami R, Endoh S, Ubukata T. A long-term follow-up study of patients with gastric cancer detected by mass screening. Cancer. 1989; 63: 613-7.
4. Everett AM, Axon ATR. Early gastric cancer in Europe. Gut. 1997; 41: 142-50.
5. Hamashima C, Shibuya D, Yamazaki H, et al. The Japanese guidelines for gastric cancer screening. Jpn J Clin Oncol. 2008; 38: 259-67.
6. Hamashima C, Ogoshi K, Narisawa R, Kishi T, Kato T, Fujita K, Sano M, Tsukioka S. Impact of endoscopic screening on mortality reduction from gastric cancer. World J Gastroenterol. 2015; 21(8): 2460-6.
7. Matsumoto S, Yoshida Y. Efficacy of endoscopic screening in an isolated island: a case-control study. Indian J Gastroenterol. 2014; 33(1): 46-9.
8. Jun JK, Choi KS, et al. Effectiveness of the Korean National Cancer Screening Program in reducing gastric cancer mortality. Gastroenterology. 2017; 152(6): 1319-28.
9. Hamashima C, et al. The Japanese guidelines for gastric cancer screening version 2014. http: // canscreen.ncc.go.jp/pdf/iganguide150331.pdf. Accessed May 2018.
10. The Japanese Society of Gastrointestinal Cancer Screening. The 2012 report [Japanese] [online]. 2012. http: //jsgcs.or.jp/files/uploads/iinkai_h24.pdf.
11. Suzuki H, Gotoda T, Sasako M, Saito D. Detection of early gastric cancer: misunderstanding the role of mass screening. Gastric Cancer. 2006; 9: 315-9.
12. Ono H, Kondo H, Gotoda T, et al. Endoscopic mucosal resection for treatment of early gastric cancer. Gut. 2001; 48: 225-9.
13. Uedo N, Takeuchi Y, Ishihara R. Endoscopic management of early gastric cancer: endoscopic mucosal resection or endoscopic submucosal dissection: data from a Japanese high-volume center and literature review. Ann Gastroenterol. 2012; 25: 281-90.
14. Japanese Gastric Cancer Association. Japanese gastric cancer treatment guidelines 2014

(ver. 4). Gastric Cancer. 2017; 20: 1-19.

15. Ono H, Yao K, Fujishiro M, et al. Guidelines for endoscopic submucosal dissection and endoscopic mucosal resection for early gastric cancer. Dig Endosc. 2016; 28: 3-15.

16. Hosokawa O, Hattori M, Douden K, et al. Difference in accuracy between gastroscopy and colonoscopy for detection of cancer. Hepato-Gastroenterology. 2007; 54: 442-4.

17. Menon S, Trudgill N. How commonly is upper gastrointestinal cancer missed at endoscopy? A meta-analysis. Endosc Int Open. 2014; 2: E46-50.

18. Yao K. The endoscopic diagnosis of early gastric cancer. Ann Gastroenterol. 2013; 26: 11-22.

19. Uedo N, Yao K. Endoluminal diagnosis of early gastric cancer and its precursors: bridging the gap between endoscopy and pathology. Adv Exp Med Biol. 2016; 908: 293-316.

20. Yao K, Nagahama T, Matsui T, et al. Detection and characterization of early gastric cancer for curative endoscopic submucosal dissection. Dig Endosc. 2013; 25: 44-54.

21. Fujii T, Iishi H, Tatsuta M, et al. Effectiveness of premedication with pronase for improving visibility during gastroendoscopy: a randomized controlled trial. Gastrointest Endosc. 1998; 47: 382-7.

22. Lee GJ, Park SJ, Kim SJ, et al. Effectiveness of premedication with pronase for visualization of the mucosa during endoscopy: a randomized, controlled trial. Clin Endosc. 2012; 45: 161-4.

23. Chang CC, Chen SH, Lin CP, et al. Premedication with pronase or N-acetylcysteine improves visibility during gastroendoscopy: an endoscopist-blinded, prospective, randomized study. World J Gastroenterol. 2007; 13: 444-7.

24. Hiki N, Kurosaka H, Tatsutomi Y, et al. Peppermint oil reduces gastric spasm during upper endoscopy: a randomized, double-blind, double-dummy controlled trial. Gastrointest Endosc. 2003; 57: 475-82.

25. Hiki N, Kaminishi M, Yasuda K, et al. Antiperistaltic effect and safety of L-menthol sprayed on the gastric mucosa for upper GI endoscopy: a phase Ⅲ, multicenter, randomized, double-blind, placebo-controlled study. Gastrointest Endosc. 2011; 73: 932-41.

26. Manuals for Gastroscopic Screening, version 2015 issued from Japanese Society of Gastrointestinal Cancer Screening. jsgcs.or.jp/files/uploads/inaishikyokenshin_manual. pdf. Accessed May 2018.

27. Yao K, Uedo N, Muto M, et al. Development of an E-learning system for the endoscopic diagnosis of early gastric cancer: an international multicenter randomized controlled trial. EBioMedicine. 2016; 9: 140-7.

28. Yao K, Uedo N, Muto M, Ishikawa H. Development of an e-learning system for teaching endoscopists how to diagnose early gastric cancer: basic principles for improving early detection. Gastric Cancer. 2017; 20(Suppl 1): 28-38.

29. Ida K, Hashimoto Y, Takeda S, et al. Endoscopic diagnosis of gastric cancer with dye scattering. Am J Gastroenterol. 1975; 63: 316-20.

30. Yao K, Anagnostopoulos GK, Ragunath K. Magnifying endoscopy for diagnosing and delineating early gastric cancer. Endoscopy. 2009; 41: 462-7.

31. Yao K. Which micro-anatomies are visualized by magnifying endoscopy with NBI and how is this achieved? In: Yao K, editor. Zoom gastroscopy. Tokyo: Nihon Medical Center; 2009. p. 75-106.

32. Doyama H, Yoshida N, Tsuyama S, et al. The "white globe appearance" (WGA): a novel marker for a correct diagnosis of early gastric cancer by magnifying endoscopy with narrow- band imaging (M-NBI). Endosc Int Open. 2015; 2: 120-4.

33. Yoshida N, Doyama H, Nakanishi H, et al. White globe appearance is a novel specific endoscopic marker for gastric cancer: a prospective study. Dig Endosc. 2016; 28: 59-66.

34. Ezoe Y, Muto M, Uedo N, et al. Magnifying narrowband imaging is more accurate than conventional white-light imaging in diagnosis of gastric mucosal cancer. Gastroenterology. 2011; 141: 2017-25.

35. Yao K, Doyama H, Gotoda T, et al. Diagnostic performance and limitations of magnifying narrow-band imaging in screening endoscopy of early gastric cancer: a prospective multicenter feasibility study. Gastric Cancer. 2014; 17: 669-79.

36. Muto M, Yao K, Kaise M, et al. Magnifying endoscopy simple diagnostic algorithm for early gastric cancer (MESDA-G). Dig Endos. 2016; 28: 379-93.

37. Fujiwara S, Yao K, Nagahama T, et al. Can we accurately diagnose minute gastric cancers (≤ 5 mm)? Chromoendoscopy vs. magnifying endoscopy with narrow band imaging. Gastric Cancer. 2015; 18: 590-6.

38. Maki S, Yao K, Nagahama T, et al. Magnifying endoscopy with narrow-band imaging is useful in the differential diagnosis between low-grade adenoma and early cancer of superficial elevated gastric lesions. Gastric Cancer. 2013; 16: 140-6.

39. Miwa K, Doyama H, Ito R, et al. Can magnifying endoscopy with narrow band imaging be useful for low grade adenomas in preoperative biopsy specimens? Gastric Cancer. 2012; 15: 170-8.

40. Kimura-Tsuchiya R, Dohi O, Fujita Y. Magnifying endoscopy with blue laser imaging improves the microstructure visualization in early gastric cancer: comparison of magnifying endoscopy with narrow-band imaging. Gastroenterol Res Pract. 2017; 2017: 8303046.

41. Sasazuki S, Inoue M, Iwasaki M, et al. Effect of Helicobacter pylori infection combined with CagA and pepsinogen status on gastric cancer development among Japanese men and women: a nested case-control study. Cancer Epidemiol Biomarkers Prev. 2006; 15: 1341-7.

42. Watabe H, Mitsushima T, Yamaji Y, et al. Predicting the development of gastric cancer from combining helicobacter pylori antibodies and serum pepsinogen status: a prospective endoscopic cohort study. Gut. 2005; 54: 764-8.

43. Terasawa T, Nishida H, Kato K, et al. Prediction of gastric cancer development by serum pepsinogen test and helicobacter pylori seropositivity in eastern Asians: a systematic review and meta-analysis. PLoS One. 2014; 9: e109783.

44. Boda T, Ito M, Yoshihara M, et al. Advanced method for evaluation of gastric cancer risk by serum markers: determination of true low-risk subjects for gastric neoplasm. Helicobacter. 2014; 19: 1-8.

45. Kishikawa H, Kimura K, Ito A, et al. Predictors of gastric neoplasia in cases negative for helicobacter pylori antibody and with normal pepsinogen. Anticancer Res. 2015; 35: 6765-71.

46. Kimura K, Takemoto T. An endoscopic recognition of the atrophic border and its significance in chronic gastritis. Endoscopy. 1969; 1: 87-97.

47. Nomura S, Ida K, Terao S, Adachi K, Kato T, Watanabe H, Shimbo T. Research group for establishment of endoscopic diagnosis of chronic gastritis. Endoscopic diagnosis of gastric mucosal atrophy: multicenter prospective study. Dig Endosc. 2014; 26: 709-19.

48. Masuyama H, Yoshitake N, Sasai T, et al. Relationship between the degree of endoscopic atrophy of the gastric mucosa and carcinogenic risk. Digestion. 2015; 91: 30-6.

49. Fukuta N, Ida K, Kato T, Uedo N, et al. Endoscopic diagnosis of gastric intestinal metaplasia: a prospective multicenter study. Dig Endosc. 2013; 25: 526-34.

50. Sugimoto M, Ban H, Ichikawa H, et al. Efficacy of the Kyoto classification of gastritis in identifying patients at high risk for gastric cancer. Intern Med. 2017; 56: 579-86.

51. Kamada T, Tanaka A, Yamanaka Y, et al. Nodular gastritis with helicobacter pylori infection is strongly associated with diffuse-type gastric cancer in young patients. Dig Endosc. 2007; 19: 180-4.

52. Watanabe M, Kato J, Inoue I, et al. Development of gastric cancer in nonatrophic stomach with highly active inflammation identified by serum levels of pepsinogen and helicobacter pylori antibody together with endoscopic rugal hyperplastic gastritis. Int J Cancer. 2012; 131: 2632-42.

53. Sekikawa A, Fukui H, Sada R, et al. Gastric atrophy and xanthelasma are markers for

predicting the development of early gastric cancer. J Gastroenterol. 2016; 51: 35-42.2.

54. Nagahama T, Yao K, Maki S, et al. Usefulness of magnifying endoscopy with narrow-band imaging for determining the horizontal extent of early gastric cancer when there is an unclear margin by chromoendoscopy (with video). Gastrointest Endosc. 2011; 74: 1259-67.

55. Kiyotoki S, Nishikawa J, Satake M, et al. Usefulness of magnifying endoscopy with narrow- band imaging for determining gastric tumor margin. J Gastroenterol Hepatol. 2010; 25: 1636-41.

56. Asada-Hirayama I, Kodashima S, Sakaguchi Y, et al. Magnifying endoscopy with narrow-band imaging is more accurate for determination of horizontal extent of early gastric cancers than chromoendoscopy. Endosc Int Open. 2016; 4: E690-8.

57. Okabe H, Ohida M, Okada N, et al. A new disk method for the endoscopic determination of gastric ulcer area. Gastrointest Endosc. 1986; 32: 20-4.

58. Kanesaka T, Nagahama T, Uedo N, et al. Clinical predictors of histologic type of gastric cancer. Gastrointest Endosc. 2018; 87: 1014-22.

59. Yao K, Yao T, Matsui T, Iwashita A, Oishi T. Hemoglobin content in intramucosal gastric carcinoma as a marker of histologic differentiation: a clinical application of quantitative electronic endoscopy. Gastrointest Endosc. 2000; 52: 241-5.

60. Baba Y, Shimizu H, Takemoto N, et al. Histological classification of gastric cancer related to radiological and endoscopic manifestations (in Japanese, with English Abstract). Stomach Intest (Tokyo). 1991; 26: 1109-24.

61. Nakayoshi T, Tajiri H, Matsuda K, et al. Magnifying endoscopy combined with narrow band imaging system for early gastric cancer: correlation of vascular pattern with histopathology (including video). Endoscopy. 2004; 36: 1080-4.

62. Yokoyama A, Inoue H, Minami H, et al. Novel narrow-band imaging magnifying endoscopic classification for early gastric cancer. Dig Liver Dis. 2010; 42: 704-8.

63. Kanesaka T, Sekikawa A, Tsumura T, et al. Absent microsurface pattern is characteristic of early gastric cancer of undifferentiated type: magnifying endoscopy with narrow-band imaging. Gastrointest Endosc. 2014; 80: 1194-8.

64. Sano T, Okuyama Y, Kobori O, et al. Early gastric cancer. Endoscopic diagnosis of depth of invasion. Dig Dis Sci. 1990; 35: 1340-4.

65. Choi J, Kim SG, Im JP, et al. Endoscopic prediction of tumor invasion depth in early gastric cancer. Gastrointest Endosc. 2011; 73: 917-27.

66. Abe S, Oda I, Shimazu T, et al. Depth-predicting score for differentiated early gastric cancer. Gastric Cancer. 2011; 14: 35-40.

67. Tsujii Y, Kato M, Inoue T, et al. Integrated diagnostic strategy for the invasion depth of

early gastric cancer by conventional endoscopy and EUS. Gastrointest Endosc. 2015; 82: 452-9.

68. Nagahama T, Yao K, Imamura K, et al. Diagnostic performance of conventional endoscopy in the identification of submucosal invasion by early gastric cancer: the "non-extension sign" as a simple diagnostic marker. Gastric Cancer. 2017; 20: 304-13.

69. Matsumoto Y, Yanai H, Tokiyama H, et al. Endoscopic ultrasonography for diagnosis of submucosal invasion in early gastric cancer. J Gastroenterol. 2000; 35: 326-31.

70. Mouri R, Yoshida S, Tanaka S, et al. Usefulness of endoscopic ultrasonography in determining the depth of invasion and indication for endoscopic treatment of early gastric cancer. J Clin Gastroenterol. 2009; 43: 318-22.

71. Yanai H, Tada M, Karita M, et al. Diagnostic utility of 20-megahertz linear endoscopic ultrasonography in early gastric cancer. Gastrointest Endosc. 1996; 44: 29-33.

72. Yanai H, Noguchi T, Mizumachi S, et al. A blind comparison of the effectiveness of endoscopic ultrasonography and endoscopy in staging early gastric cancer. Gut. 1999; 44: 361-5.

73. Choi J, Kim SG, Im JP, et al. Comparison of endoscopic ultrasonography and conventional endoscopy for prediction of depth of tumor invasion in early gastric cancer. Endoscopy. 2010; 42: 705-13.

74. Hirasawa D, Maeda Y. Submucosal fibrosis detected by endoscopic ultrasonography may predict incomplete endoscopic submucosal dissection. Dig Endosc. 2015; 27: 24.

75. Lee Y-C, Chiang T-H, Chou C-K, Yu-Kang T, Liao W-C, Wu M-S, Graham DY. Association between helicobacter pylori eradication and gastric cancer incidence: a systematic review and meta-analysis. Gastroenterology. 2016; 150: 1113-24.

76. Uemura N, Okamoto S, Yamamoto S, et al. Helicobacter pylori infection and the development of gastric cancer. N Engl J Med. 2001; 345: 784-9.

77. Nagahama T, Yao K, Uedo N, et al. Delineation of the extent of early gastric cancer by magni- fying narrow-band imaging and chromoendoscopy: a multicenter randomized controlled trial. Endoscopy. 2018; 50: 566-76.

第四部分
治　　疗

第十章
内镜治疗

Takuji Gotoda 著　李传凤 译　李　渊 审校

　　摘要：过去，胃切除术与淋巴结清扫是所有可行手术的胃癌，包括早期胃癌患者治疗的金标准。众所周知，早期胃癌淋巴结转移的发生率并不高。现在如果我们确定该患者群的淋巴结转移风险很低，可以通过内镜切除作为局部对照来进行治疗。

　　内镜黏膜切除术（EMR）不能用于切除大于 2 cm 的病灶。在大于 2 cm 的病变中分片切除会导致癌症局部复发风险高和病理分期不确定。因此，内镜切除的指征是非常严格的。无论肿瘤大小，内镜黏膜下剥离术（ESD）可以进行整块切除，现在是标准的选择。根据修订后的胃癌治疗指南，如果病变被 ESD 切除，专家将原来归为扩大适应证的病例，现在修改后归入绝对适应证中。

　　当肿瘤不满足几个病理因素时，我们最终认定切除是"非治愈性"切除，然后会建议患者追加手术。然而，在接受手术的患者中只有 5% ~ 10% 发现淋巴结转移。最近，针对非治愈性切除的 ESD 患者下一步决策的制订，专家使用大规模回顾性研究建立了一个简单的评分系统，称为"eCura 系统"。这个评分系统可以预测不符合治愈性切除标准的患者的癌症特异性的生存期。对于低风险患者，特别是老年患者来说，不附加额外治疗的 ESD 可能是一个可接受的选择。

　　在医疗保健中，医疗专业人员的职责应该是尽可能减轻患者的担忧，为他们提供关于术后结果，以及根据结果评估的潜在风险的详细信息。此外，医疗专业人员必须始终考虑：医生尝试的整个治疗对患者是否有益，是否治疗对患者来说虽并非最好的，但都是更能接受的一种选择。

　　关键词：早期胃癌·日本胃癌治疗指南·eCura 系统·内镜黏膜下剥离术·离合器刀

10.1　导言

在胃癌治疗史上，20 世纪70 年代发现的许多胃癌病例都处于进展期。以 Appleby 手术为代表，伴淋巴结转移（lymph node metastasis，LNM）的扩大根治性手术被公认为胃癌的主流治疗，即便在早期胃癌中也是如此。随着 20 世纪 80 年代在日本全国范围广泛采用胃癌筛查技术[1]，以及内镜技术的进步，诊断为早期胃癌的患者数量有所增加。

在癌症治疗中，彻底治愈疾病是极其重要的。然而，如果我们仅仅为了降低边缘残留风险而使患者的生活质量（quality of life，QOL）受到损害，患者在治疗后的日常生活和社会康复中可能会有困难。胃不仅是一个储存食物的脏器，而且在消化和吸收的外分泌以及内分泌中也起着作用。因此，如果不同的治疗方法之间可治愈性没有差异，那么在选择某种治疗方法时，应认真考虑长期的 QOL，特别是在老年患者中。

医疗保健将始终考虑以下几点：治疗是否真的是微创，医生尝试的"全部"治疗是否对患者有益，以及治疗虽然不是对患者最佳，但是否是更能耐受的一种选择[2]。

10.2　EGC 内镜切除术概述

内镜切除治疗癌症具有微创治疗的潜力，这一点可能是最令人鼓舞的[3]。利用内镜切除标本可以进行癌症完整的病理分期，这对于评估转移风险至关重要[4]。将患者进行分层后，针对没有淋巴结转移风险或风险较低，却有手术死亡风险的患者来说，选择内镜切除是理想的[5,6]。早期胃肠道癌的最佳分期方法是评估整块切除组织的病理[7,8]。除了提供病理分期外，整块切除标本垂直和水平切缘阴性能避免患者局部复发的风险。

第一例内镜切除术是使用高频电手术器件进行的结直肠息肉切除术[9]。事实上，第一例使用内镜息肉切除术治疗有蒂或亚蒂的早期胃癌是 1974 年由日本报道的[10]。

"分片活检"技术是一种早期的内镜黏膜切除术（EMR），在 1984 年被开发出来，是一种应用内镜下圈套息肉的切除方法[11]。为了获得损伤组织较小而能足够病理分期的切除标本，1988 年又开发出了一种称为局部注射高渗盐水肾上腺素溶液的内镜切除术方法（endoscopic resection with local injection of hypertonic saline epinephrine solution，ERHSE）[12]。

1992年，专家研制了一种应用于切除早期食管癌，并能直接应用于早期胃癌的切除术——透明帽辅助下 EMR。这种使用套扎环的 EMR 技术随后被扩展为使用多环套扎的 EMR 术（EMRL）。该套扎技术通过将病变吸入透明帽中，并在其下面利用套扎环套扎后形成一个"假息肉"[15, 16]。EMRC 和 EMRL 技术具有相对简单的优点。然而，这些技术不能用于切除大于 2 cm 的病灶 [17, 18]。分片切除大于 2 cm 的病变时会导致局部癌症复发的风险高，以及病理分期不充分 [19, 20]。

20世纪 90 年代末，日本国立癌症中心医院设计了一种带绝缘尖端的透热刀（IT 刀），用来解决使用 EMR 技术切除早期胃癌出现的问题。它的尖端有一个陶瓷球，因此在使用烧灼过程中，可以防止它刺穿消化道壁而导致穿孔。该刀也可用于切割黏膜下层——这是该技术的名称，即内镜黏膜下剥离术（ESD）的由来 [21-23]。随后的研究已经证明，ESD 通过使用标准的单通道内镜，可以用于"整块"切除大病变，并进行精确的病理分期。现在无论肿瘤大小、位置和（或）黏膜下纤维化，都能做到完全的整块切除 [24]。最近，专家试图改良 ESD，使其更容易操作 [25, 26]。

10.3 胃的 ESD 操作

应用 ESD 产生并发症的风险较高，如严重出血或穿孔，因而仍然需要较高的内镜技能。在世界范围内为了规范 ESD 操作过程，需要对它进行更多的创新和修改。在胃 ESD 中使用牙线和钛夹（DFC，任何钛夹）的牵引方法后，当我们用任何 ESD 器件切割黏膜下层时，可以使视野更清晰，张力更充分，进而使黏膜下切割更容易和更安全（图 10.1）[25, 26]。在日本 [27]，在 ESD 中使用 IT 刀和针型刀进行的几个步骤（包括标记、注入液体、环周切开黏膜和黏膜下剥离）已经规范化。

众所周知，ESD 对早期胃癌的整块切除具有很大的优势。然而，使用传统设备进行 ESD 在技术上是有困难的，并且需要在专家的指导下强化训练。这是因为这些刀缺乏抓住目标组织的能力，即在不稳定的情况下难以操作（如单手手术）。相比这些设备，离合器刀在技术上更容易和更简单，不需要任何熟练的技巧。因此，在早期胃癌发病率较低的国家，

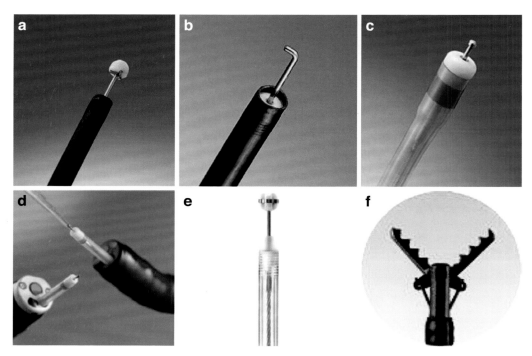

图 10.1 （a）IT 刀 -2（KD-611L，奥林巴斯医疗系统）。（b）钩刀（KD-620LR，奥林巴斯医疗系统）。（c）Dual 刀（KD-650L，奥林巴斯医疗系统）。（d）Flash 刀 BT（富士能医疗有限公司）。（e）安全刀（DK2518DV1，富士能医疗有限公司）。（f）离合器刀（DP2618DT-50-，富士能医疗有限公司）

胃 ESD 中使用离合器刀（DP2618DT-50-，富士能医疗有限公司）可能是可行的。因此，为了规范胃 ESD 的操作过程，本章演示了以 DFC 作为非顶端方法的牵引下，使用离合器刀的简单 ESD 过程 [28, 29]。

10.3.1 设备

用于胃 ESD 的离合器刀具有 0.4 mm 宽和 5 mm 长的锯齿切割边缘，它们具有很好的抓取功能。钳的外侧是绝缘的，使电手术电流能量集中在闭合的钳口上。使用强制凝固模式（VIO300D；Erbe，Tubingen，德国）30 W（效果 3）用于标记，ENDO-CUTQ 模式（效果 1，持续时间 3，间隔 1）用于黏膜切开和黏膜下剥离术，建议采用软凝模式 100 W（效果 5）进行止血治疗。

软透明帽（JMDN38819001，TopCorp，日本东京）或小口径尖端透明帽（ST 帽，富士能医疗有限公司）有时有助于稳定手术视野，并产生反牵引力，以剥离黏膜下组织[30]。

10.3.2 黏膜切开

在胃角小弯侧可见大小为 2 cm 的早期胃癌。在黏膜下注射生理盐水与靛胭脂后，因为离合器刀可以旋转到所需的方向，因而在标记点周围能顺利进行黏膜切开（图 10.2a）。将靛胭脂添加到黏膜下注射液中后，我们能更好地识别蓝色的黏膜下层（任何注射针均可）。专家也经常使用玻璃酸钠（MucoUp，波士顿科学，日本东京），因为它能形成更持久的黏膜垫，以防止穿孔[31]。

10.3.3 黏膜下剥离

完成环周切开后，直接切开病变下方的黏膜下层。在这一步，牵引方法是非常有用的，因为视野良好，切开过程变得更容易、安全和快速。将 DFC 锚定在病变的适当部位以作为口腔牵引（图 10.2b）。根据病变部位不同而选择不同夹子。在从反转镜身能接近的病变中，将夹子锚定在切除黏膜的肛侧边缘（图 10.2c）。在黏膜下切割过程中，位于患者体外部的锚定缝合材料被操作者或助手轻柔地用手牵引拉到口腔侧（图 10.2d、e）。牵拉切除后的黏膜并翻转过来，可获得黏膜下层良好的视野和张力。

当在黏膜下层发现小动脉和（或）静脉时，可以先用离合器刀在软凝模式下处理，然后用 ENDO-CUTQ 切割模式进行切割。然而在发现出血血管时，应毫不犹豫地将离合器刀改为 Coagrasper G 模式（奥林巴斯医疗系统），这样能更有效地抓住出血血管并止血。

10.3.4 切除标本进行病理诊断前的处理

至于内镜切除术后精心地进行病理分期的重要性，怎么强调都不为过。只有当标本在内镜中心切除后立即由内镜医师或其助手进行正确定位，然后被浸入甲醛中，才能实现准确的分期。

最好是用细针将标本外围固定在橡胶或木制的下垫板上以进行标本的方向定位（图 10.2f）。使标本的黏膜下层侧与下垫板接触。固定后，将标本连续切片，间隔为 2 mm，切割线均平行于包含病变最接近切除边缘

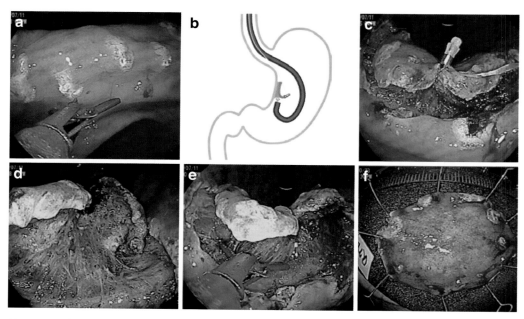

图 10.2 （a）采用离合器刀切开黏膜。（b）使用牙线和止血夹牵引法的 ESD 及内镜检查示意图，包括反转内镜方法：在治疗位于胃角小弯的病变时，通过将牙线从口腔牵引而抬高已切除黏膜的肛门侧。（c）用牙线系住的止血夹作为牵引的锚。（d）经口腔牵引能清晰显示黏膜下层并使其有张力。（e）软凝模式和ENDO-CUT Q 模式相结合，适用于有血管的黏膜下层。（f）应在切除后立即定位切除的材料，并用细针将其边缘固定于下垫板上

的一条线，以便评估横向和垂直边缘。然后评估肿瘤浸润深度（T）、分化程度和可能的淋巴及血管浸润。报告必须包括组织学类型、肿瘤深度、大小、位置和大体外观。应详细报告溃疡和淋巴和（或）静脉侵犯情况以及切除边缘的状况，以确定治愈性。

10.4　胃 ESD 术后的监测

根据日本指南，ESD/EMR 治疗早期胃癌后的疗效分为 3 组：治愈性切除、扩大适应证治愈性切除和非治愈性切除（图 10.3）[3, 32-35]。治愈性切除或扩大适应证治愈性切除需要整块切除，没有淋巴、血管侵犯和阴性手术边缘。获得治愈性切除的患者不需要进行额外的治疗。

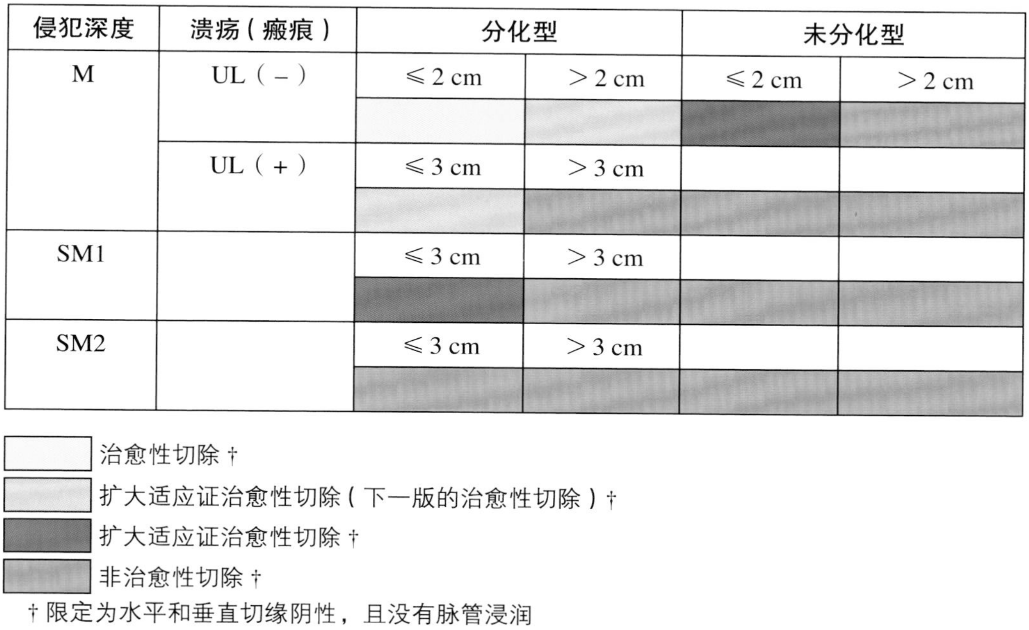

侵犯深度	溃疡（瘢痕）	分化型		未分化型	
M	UL（-）	≤ 2 cm	> 2 cm	≤ 2 cm	> 2 cm
	UL（+）	≤ 3 cm	> 3 cm		
SM1		≤ 3 cm	> 3 cm		
SM2		≤ 3 cm	> 3 cm		

　治愈性切除 †

　扩大适应证治愈性切除（下一版的治愈性切除）†

　扩大适应证治愈性切除 †

　非治愈性切除 †

† 限定为水平和垂直切缘阴性，且没有脉管浸润

图 10.3　日本指南中胃 ESD/EMR 后的治疗流程图

根据欧洲指南［欧洲胃肠内镜学会（European Society of Gastrointestinal Endoscopy，ESGE）］[36] 规定，在治愈性切除后也不需要额外的治疗，这与日本的指南相同。在美国，国家综合癌症网络临床指南（National Comprehensive Cancer Network Clinical Guidelines，NCCN 指南）认为 EMR 和 ESD 具有治愈的潜能，是治疗 ≤ 2 cm Tis 或 T1a 期癌的治疗方案之一 [37]。

在胃 ESD 后，我们必须注意异时性胃癌的发生。5 年和 10 年累计发生率分别为 9.5% 和 22.7%[38]。通过预先制定的内镜监测，几乎所有继发性胃癌都可以（6～12 个月）通过 ESD 治疗 [39]。日本指南还建议内镜监测间隔为 6～12 个月，而 ESGE 和 NCCN 指南建议从 ESD/EMR 后 1 年开始每年进行内镜检查。因此，当初次早期胃癌实现 ESD/EMR 下完全切除之后，建议随后进行内镜监测（图 10.4）[40]。

当组织病理学发现符合扩大适应证标准时，在日本指南中不需要额外的治疗（图 10.3）。最近，日本的一项多中心回顾性分析表明，这类患者中有 0.14%（6/4202）在 ESD 后 56 个月的中位随访时间内有转移性复

		ESD/EMR 后第 1 年	ESD/EMR 后第 2～5 年	ESD/EMR 后第 6～10 年
治愈性切除		每 6 个月行 1 次胃镜	在（6 到 ）12 个月行胃镜	在（6 到）12 个月行胃镜
扩大适应证治愈性切除		每 6 个月行 1 次胃镜，每 6～12 个月行 1 次 CT	在（6 到）12 个月行胃镜，每 6～12 个月行 1 次 CT	在（6 到）12 个月行胃镜
非治愈性切除	水平边缘阳性或分片切除†	在 3～6 个月和 9～12 个月行胃镜（加活检）	每 6 个月行 1 次胃镜（加活检）	无标准方法，（在 6～12 个月行 1 次胃镜
	其他¶	无标准方法（至少每 6 个月行 1 次 CT）	无标准方法（每 6～12 个月行 1 次胃镜，至少每 6 个月行 1 次 CT）	无标准方法

† 还有其他可供选择的治疗方式：激进的手术、重复 ESD 以及内镜下消融术。

¶ 标准的方法是追加胃切除术和淋巴结清扫术。

图 10.4　胃 ESD/EMR 术后的随诊流程

发[41]。指南建议监测转移性复发以及异时性胃癌，尽管前者的风险很小。除了在 ESD/EMR 后第 1 年内每 6 个月，以及至少 10 年内每 6～12 个月的间隔进行一次内镜检查外，指南还建议每 6～12 个月的间隔随访 CT 或超声。无论如何，我们必须仔细解释：这些患者在胃 ESD/ESD 后转移性复发的风险可以忽略不计，但不是零。

　　扩大适应证标准是否适用于欧洲患者是有争议的。对于分化型早期胃癌，ESGE 推荐 ESD 治疗属于扩大适应证标准的早期胃癌，而 ESMO 和德国胃肠病学会给出了限制性的建议[42,43]。它们推荐符合扩大适应证标准的病例接受胃切除术。关于未分化型早期胃癌，ESGE 指南将 ESD 作为扩大适应证标准的一种选择。在这些患者中，ESGE 指南建议总是应根据个人的抉择来抉定是否行胃切除术。目前还没有关于美国胃 ESD/EMR 扩大适应证标准的报告。如前所述，NCCN 指南只将 EMR 或 ESD 作为 ≤ 2 cm 的 Tis 或 T1a 期癌的治疗方案之一。然而，一份基于美国的监测、流行病学和最终结果（SEER）数据库的报告提示，不同的种族或族裔群体的 T1a 期胃癌中存在不同的生物侵袭性[44]。

当病变不符合治愈标准时，视为非治愈性切除。在分化型早期胃癌中，如果仅仅因为分片切除或整块切除而水平边缘呈阳性，手术切除不是唯一的选择，因为这些病例发生淋巴转移的风险非常低。在这种情况下，经患者知情同意，可以提出重复做 ESD，使用激光或氩等离子体凝固器进行内镜凝固治疗，或者期待初次内镜切除产生烧伤效果而密切观察等方案。

对于其他类型的胃癌患者，如果判断为非治愈性切除，ESGE 和日本指南建议追加胃切除术加淋巴结清扫术，因为这些患者存在淋巴结转移的风险。当进行胃 ESD/EMR 时，17%～29% 的患者不符合治愈性切除标准，但是这些患者中仅有 5%～10% 发现淋巴结转移[45]。在日本的临床实践中，由于年龄、潜在疾病和患者的偏好，在 ESD 后近一半患者没有接受额外的治疗。同样在德国，69%（27/39）的这类患者在 EGC[46] 非治愈性切除后没有额外的治疗。

一项随机对照试验显示，早期胃癌患者在 ESD/EMR 后接受预防性根除幽门螺杆菌治疗，可将异时性胃癌的风险降低到约 1/3[47]。然而，一些研究，包括一项随机对照试验，揭示了与之矛盾的结果[48]。虽然推荐对幽门螺杆菌感染患者行根除治疗，但需要进一步研究这一问题。

10.5　未来展望

如果患者经分层后认为没有淋巴结转移风险或风险较低，而外科手术可能危及生命时，这些患者是内镜切除理想的人群。内镜切除标本可以进行完整病理分期，这对判断潜在的转移至关重要。早期胃癌的最佳分期方法是评估整块切除组织的病理[7,8]。

在癌症治疗中，彻底治愈疾病是极其重要的。然而，如果仅因为手术强调了降低边缘残留风险，而损害了患者的生活质量，那么患者可能在治疗后的日常生活和社会康复中遇到困难[49,50]。胃不仅是一个食物的储存器官，在消化和吸收的外分泌和内分泌中也起着作用。因此，当不同治疗方法之间的治愈率没有差异，而我们选择某种治疗方法时，特别是在老年患者中，我们应该重点考虑长期生活质量。

近期专家制定了一个简单的风险积分系统，即 eCura 系统，来对患者的淋巴结转移风险进行分层。它是一个总分为 7 分的积分系统，将 5

个临床病理因素分成 3 个风险级别，以预测淋巴结转移。在该系统中，3分代表淋巴浸润阳性，而肿瘤大小 > 30 mm，侵犯 SM_2，静脉侵犯阳性和垂直边缘阳性则各为 1 分。低风险（0 ~ 1 分）、中风险（2 ~ 4 分）和高风险（5 ~ 7 分）的淋巴结转移发生率分别为 2.5%、6.7% 和 22.7%。此外，当早期胃癌患者在非治愈性切除后没有额外治疗时，每个风险级别的 5 年肿瘤特异性生存率（cancer specific survival，CSS）分别为 99.6%、96.1% 和 90.1%。腹腔镜胃切除术（主要是远端胃切除术）治疗早期胃癌的日本多中心评估报告显示，5 年 CSS 率在 T1a 期为 99.8%，T1b 期为 98.7%[52]。因此，虽然根治性手术是早期胃癌非治愈性切除患者的标准治疗方法，但 eCura 系统为早期胃癌非治愈性切除后治疗策略的确定提供了有用的信息，特别是在老年患者和（或）患有严重并发症的患者中。

10.6   结语

内镜切除是局部治疗，它的主要优点是能够为个别未来需要手术治疗的患者提供准确的病理分期。内镜切除术后，应仔细评估癌症浸润深度、癌症分化程度以及淋巴管或血管的受累程度，以预测可治愈性和淋巴结转移的风险，然后将淋巴结转移的风险与手术风险进行加权评估。

参考文献

1. Gotoda T, Ishikawa H, Ohnishi H, et al. Randomized controlled trial comparing gastric cancer screening by gastrointestinal X-ray with serology for Helicobacter pylori and pepsinogens followed by gastrointestinal endoscopy. Gastric Cancer. 2015; 18(3): 605-11.

2. Gotoda T, Yang HK. The desired balance between treatment and curability in treatment planning for early gastric cancer. Gastrointest Endosc. 2015; 82(2): 308-10.

3. Gotoda T, Iwasaki M, Kusano C, et al. Endoscopic resection of early gastric cancer treated by guideline and expanded National Cancer Centre criteria. Br J Surg. 2010; 97: 868-71.

4. Hull MJ, Mino-Kenudson M, Nishioka NS, et al. Endoscopic mucosal resection: an improved diagnostic procedure for early gastroesophageal epithelial neoplasms. Am J Surg Pathol. 2006; 30: 114-8.

5. Ludwig K, Klautke G, Bernhard J, et al. Minimally invasive and local treatment for

mucosal early gastric cancer. Surg Endosc. 2005; 19: 1362-6.

6. Kusano C, Iwasaki M, Kaltenbach T, et al. Should elderly patients undergo additional surgery after noncurative endoscopic resection for early gastric cancer? Long-term comparative outcomes. Am J Gastroenterol. 2011; 106: 1064-9.

7. Ahmad NA, Kochman ML, Long WB, et al. Efficacy, safety, and clinical outcomes of endoscopic mucosal resection: a study of 101 cases. Gastrointest Endosc. 2002; 55: 390-6.

8. Katsube T, Konno S, Hamaguchi K, et al. The efficacy of endoscopic mucosal resection in the diagnosis and treatment of group Ⅲ gastric lesions. Anticancer Res. 2005; 25: 3513-6.

9. Deyhle P, Largiader F, Jenny P. A method for endoscopic electroresection of sessile colonic polyps. Endoscopy. 1973; 5: 38-40.

10. Oguro Y. Endoscopic gastric polypectomy with high frequency currents. Stomach Intest (in English abstract). 1974; 9: 309-16.

11. Tada M, Shimada M, Murakami F, et al. Development of strip-off biopsy. Gastroenterol Endosc (in English abstract). 1984; 26: 833-9.

12. Hirao M, Masuda K, Asanuma T, et al. Endoscopic resection of early gastric cancer and other tumors with local injection of hypertonic saline-epinephrine. Gastrointest Endosc. 1988; 34: 264-9.

13. Inoue H, Endo M, Takeshita K, et al. A new simplified technique of endoscopic esophageal mucosal resection using a capfitted panendoscope (EMRC). Surg Endosc. 1992; 6: 264-5.

14. Inoue H, Takeshita K, Hori H, et al. Endoscopic mucosal resection with a capfitted panendoscope for esophagus, stomach, and colon mucosal lesions. Gastrointest Endosc. 1993; 39: 58-62.

15. Akiyama M, Ota M, Nakajima H, et al. Endoscopic mucosal resection of gastric neoplasms using a ligating device. Gastrointest Endosc. 1997; 45: 182-6.

16. Soehendra N, Seewald S, Groth S, et al. Use of modified multiband ligator facilitates circumferential EMR in Barrett's esophagus (with video). Gastrointest Endosc. 2006; 63: 847-52.

17. Korenaga D, Haraguchi M, Tsujitani S, et al. Clinicopathological features of mucosal carcinoma of the stomach with lymph node metastasis in eleven patients. Br J Surg. 1986; 73: 431-3.

18. Ell C, May A, Gossner L, et al. Endoscopic mucosectomy of early cancer and high-grade dysplasia in Barrett's esophagus. Gastroenterology. 2000; 118: 670-7.

19. Tanabe S, Koizumi W, Mitomi H, et al. Clinical outcome of endoscopic aspiration

mucosectomy for early stage gastric cancer. Gastrointest Endosc. 2002; 56: 708-13.

20. Kim JJ, Lee JH, Jung HY, et al. EMR for early gastric cancer in Korea: a multicenter retrospective study. Gastrointest Endosc. 2007; 66: 693-700.

21. Ono H, Kondo H, Gotoda T, et al. Endoscopic mucosal resection for treatment of early gastric cancer. Gut. 2001; 48: 225-9.

22. Hosokawa K, Yoshida S. Recent advances in endoscopic mucosal resection for early gastric cancer. Jpn J Cancer Chemother (in English abstract). 1998; 25: 483.

23. Gotoda T, Kondo H, Ono H, et al. A new endoscopic mucosal resection (EMR) procedure using an insulation-tipped diathermic (IT) knife for rectal flat lesions. Gastrointest Endosc. 1999; 50: 560-3.

24. Yokoi C, Gotoda T, Oda I, et al. Endoscopic ubmucosal dissection (ESD) allows curative resection of local recurrent early gastric cancer after prior endoscopic mucosal resection. Gastrointest Endosc. 2006; 64: 212-8.

25. Suzuki S, Gotoda T, Kobayashi Y, et al. Usefulness of a traction method using dental floss and a hemoclip for gastric endoscopic submucosal dissection: a propensity score matching analysis (with videos). Gastrointest Endosc. 2016; 83: 337-46.

26. Yoshida M, Takizawa K, Ono H, et al. Efficacy of endoscopic submucosal dissection with dental floss clip traction for gastric epithelial neoplasia: a pilot study (with video). Surg Endosc. 2016; 30(7): 3100-6.

27. Gotoda T. A large endoscopic resection by endoscopic submucosal dissection (ESD) procedure. Clin Gastroenterol Hepatol. 2005; 3: S71-3.

28. Akahoshi K, Motomura Y, Kubokawa M, et al. Endoscopic submucosal dissection for early gastric cancer using the clutch cutter: a large single-center experience. Endosc Int Open. 2015; 3(5): E432-8.

29. Han S, Hsu A, Wassef WY. An update in the endoscopic management of gastric cancer. Curr Opin Gastroenterol. 2016; 32(6): 492-500.

30. Yamamoto H, Kawata H, Sunada K, et al. Successful en bloc resection of large superficial tumors in the stomach and colon using sodium hyaluronate and small-caliber-tip transparent hood. Endoscopy. 2003; 35: 690-4.

31. Yamamoto H, Yahagi N, Oyama T, et al. Usefulness and safety of 0.4% sodium hyaluronate solution as a submucosal fluid "cushion" in endoscopic resection for gastric neoplasms: a prospective multicenter trial. Gastrointest Endosc. 2007; 67: 830-9.

32. Gotoda T, Yanagisawa A, Sasako M, et al. Incidence of lymph node metastasis from early gastric cancer: estimation with a large number of cases at two large centers. Gastric Cancer. 2000; 3: 219-25.

33. Hirasawa T, Gotoda T, Miyata S, et al. Incidence of lymph node metastasis and the

feasibility of endoscopic resection for undifferentiated-type early gastric cancer. Gastric Cancer. 2009; 12: 148-52.

34. Japanese Gastric Cancer Association. Japanese gastric cancer treatment guidelines 2014 (ver. 4). Gastric Cancer. 2017; 20: 1-19.

35. Hasuike N, Ono H, Boku N, et al. A non-randomized confirmatory trial of an expanded indication for endoscopic submucosal dissection for intestinal-type gastric cancer (cT1a): the Japan Clinical Oncology Group study (JCOG0607). Gastric Cancer. 2018; 21(1): 114-23.

36. Pimentel-Nunes P, Dinis-Ribeiro M, Ponchon T, et al. Endoscopic submucosal dissection: European Society of Gastrointestinal Endoscopy (ESGE) Guideline. Endoscopy. 2015; 47: 829-54.

37. NCCN Clinical Practice Guidelines in Oncology (NCCN Guidelines) Gastric Cancer Version 3. 2017. https: //www.nccn.org/professionals/physician_gls/pdf/gastric.pdf. Accessed 17 Sep 2017.

38. Abe S, Oda I, Suzuki H, et al. Long-term surveillance and treatment outcomes of metachronous gastric cancer occurring after curative endoscopic submucosal dissection. Endoscopy. 2015; 47: 1113-8.

39. Kato M, Nishida T, Yamamoto K, et al. Scheduled endoscopic surveillance controls secondary cancer after curative endoscopic resection for early gastric cancer: a multicentre retrospective cohort study by Osaka University ESD study group. Gut. 2013; 62: 1425-32.

40. Ono H, Yao K, Fujishiro M, et al. Guidelines for endoscopic submucosal dissection and endoscopic mucosal resection for early gastric cancer. Dig Endosc. 2016; 28(1): 3-15.

41. Tanabe S, Ishido K, Matsumoto T, et al. Long-term outcomes of endoscopic submucosal dissection for early gastric cancer: a multicenter collaborative study. Gastric Cancer. 2017; 20: 45-52.

42. Smyth EC, Verheij M, Allum W, et al. Gastric cancer: ESMO Clinical Practice Guidelines for diagnosis, treatment and follow-up. Ann Oncol. 2016; 27: v38-49.

43. Moehler M, Al-Batran SE, Andus T, et al. [German S3-guideline "Diagnosis and treatment of esophagogastric cancer"]. Z Gastroenterol. 2011; 49: 461-531.

44. Choi AH, Nelson RA, Merchant SJ, et al. Rates of lymph node metastasis and survival in T1a gastric adenocarcinoma in western populations. Gastrointest Endosc. 2016; 83: 1184-92 e1.

45. Hatta W, Gotoda T, Oyama T, et al. Is radical surgery necessary in all patients who do not meet the curative criteria for endoscopic submucosal dissection in early gastric cancer? A multicenter retrospective study in Japan. J Gastroenterol. 2017; 52: 175-84.

46. Probst A, Schneider A, Schaller T, Anthuber M, Ebigbo A, Messmann H. Endoscopic submucosal dissection for early gastric cancer: are expanded resection criteria safe for Western patients? Endoscopy. 2017; 49: 855-65.

47. Fukase K, Kato M, Kikuchi S, et al. Effect of eradication of Helicobacter pylori on incidence of metachronous gastric carcinoma after endoscopic resection of early gastric cancer: an open- label, randomised controlled trial. Lancet. 2008; 372: 392-7.

48. Choi J, Kim SG, Yoon H, et al. Eradication of Helicobacter pylori after endoscopic resection of gastric tumors does not reduce incidence of metachronous gastric carcinoma. Clin Gastroenterol Hepatol. 2014; 12: 793-800 e1.

49. Fukunaga S, Nagami Y, Shiba M, et al. Long-term prognosis of expanded-indication differentiated-type early gastric cancer treated with endoscopic submucosal dissection or surgery using propensity score analysis. Gastrointest Endosc. 2017; 85: 143-52.

50. Choi JH, Kim ES, Lee YJ, et al. Comparison of quality of life and worry of cancer recurrence between endoscopic and surgical treatment for early gastric cancer. Gastrointest Endosc. 2015; 82: 299-307.

51. Hatta W, Gotoda T, Oyama T, et al. A scoring system to stratify curability after endo- scopic submucosal dissection for early gastric cancer: "eCura system". Am J Gastroenterol. 2017; 112(6): 874-81.

52. Kitano S, Shiraishi N, Uyama I, et al. A multicenter study on oncologic outcome of laparo- scopic gastrectomy for early cancer in Japan. Ann Surg. 2007; 245: 68-72.

第十一章
手术治疗：基于日本临床试验的胃癌手术证据

Hideaki Shimada 著　李　渊 译　石岩岩 审校

　　摘要：获得外科肿瘤学证据需要许多外科医生的时间和努力。在西方国家，D2 淋巴结清扫术甚至需要超过Ⅲ期试验完成后 15 年才被广泛认可。日本胃癌学会已有 50 多年的历史。在过去 30 年中，它为许多基于日本临床肿瘤学组的临床试验做出了贡献。在过去 10 年的Ⅲ期试验中，对 D2 淋巴结切除术、左开胸术、主动脉旁淋巴结清扫术、脾切除术和网膜囊切除术的临床意义进行了评估。虽然完成的研究只有少数，但越来越多的腹腔镜和机器人手术正在开展。在本章中，我们主要基于日本的临床试验，回顾外科治疗胃癌最近的证据。

　　关键词：胃癌·淋巴结清扫术·脾切除术·随机试验

11.1　导言

　　胃癌的外科治疗主要是针对局部病变的处理，联合或不联合适当辅助化疗。在 20 世纪 70 年代早期，日本就扩大淋巴结清扫术达成了普遍共识，自此，局部进展胃癌患者术后的总生存率维持在 50% 以上。虽然开展了几种扩大切除手术，但在 2000 年之前的随机试验中几乎没有证据。自 21 世纪初以来，日本的随机临床试验获得了前沿的证据。本章主题是胃癌手术方式的变化，主要内容包括 D2 淋巴结切除术、主动脉旁淋巴结切除术、左开胸术、脾切除术、网膜囊切除术，以及腹腔镜胃切除术和机器人手术的最近数据（表 11.1）。

表 11.1 胃癌手术的随机Ⅲ期试验

参考资料	试验	临床问题	病例数	结果	结论
Bonenkamp JJ 等，1999[1]；Songun I 等，2010[5]	Dutch D1D2	D1 vs D2	1078	15 年 OS 率为 D1 组 21%，D2 组 29%（P=0.34）。胃癌相关死亡率为 D1 组 48%，D2 组 37%。局部复发率为 D1 组 22%，D2 组 12%。手术死亡率为 D1 10% 与 D2 4%（P=0.004）	与 D1 手术相比，D2 淋巴结切除术与较低的局部复发和胃癌相关死亡率有关。D2 手术还与较高的术后死亡率、并发症发生率和再手术率有关
Terashima 等，2017[8]	JCOG1001	网膜囊切除术	1204	3 年 OS 率为非网膜囊切除术 86.0%，网膜囊切除术 83.3%	虽然网膜囊切除术可以安全地进行而不增加并发症发生率和死亡率，但不建议将其作为 cT3 或 cT4 胃癌的标准治疗方法
Sasako 等，2006[10]；Kurokawa 等，2015[11]	JCOG9502	左胸腹入路	167	5 年 OS 率为经裂孔入路 52.3%，左胸腹入路 37.9%	左胸腹入路不能改善经裂孔入路后的存活率，并导致并发症发生率增加。在治疗食管胃结合部腺癌或胃腺癌时，应避免左胸腹入路切除
Sano 等，2017[12]	JCOG0110	脾切除术	505	5 年 OS 率为脾切除术 75.1%，脾保留术 76.4%，证实了脾保留术的非劣效性（P=0.025）	在不侵犯大弯的近端胃癌全胃切除术中，应避免脾切除术，因为它增加了手术并发症，但不提高生存率
Sano 等，2004[13]；Sasako 等，2008[14]	JCOG9501	主动脉旁淋巴结清扫术	523	5 年 OS 率为 D2 69.2%，D2 淋巴结切除术加主动脉旁淋巴结清扫术为 70.3%	D2 淋巴结切除术加主动脉旁淋巴结清扫术不能提高生存率

（续表）

参考资料	试验	临床问题	病例数	结果	结论
Fujitani 等，2016[15]	JCOG0705 REGATTA	胃癌姑息性切除	175	2 年 OS 率为单纯化疗 31.7%，胃切除术加化疗 25.1%。中位总生存期为单纯化疗 16.6 个月，胃切除术加化疗 14.3 个月	对于局部晚期，有一项无法根治性切除因素的病例，与单纯化疗相比，胃切除术后化疗并没有显示任何生存获益，因此胃切除术不能作为治疗这些病例的合理方法
Sakuramoto 等，2007[4]；Sasako 等，2011[6]	ACTS-GC	S-1 辅助治疗	530	5 年 OS 率为 S-1 71.7%，仅手术 61.1%。5 年 RFS 为 S-1 65.4%，仅手术 53.1%	5 年随访资料显示，对 D2 胃切除术后 II 期或 III 期胃癌患者，S-1 术后辅助治疗可提高总生存期和无复发生存期

11.2　胃癌手术

11.2.1　标准胃切除术加 D2 淋巴结清扫术

因为日本外科医生已对将 D2 淋巴结清扫术作为局部进展期胃癌的最低要求达成了严格的共识，所以日本本土没有开展比较 D1 和 D2 淋巴结清扫术的前瞻性随机研究。20 世纪 90 年代，在训练有素的日本外科医生的协助下，欧洲进行了此项前瞻性试验[1, 2]。不幸的是，早期的结果表明，D2 淋巴结清扫术组的总生存期或无进展生存期没有显著获益，这可能是由于 D2 淋巴结清扫术组的高并发症发生率和死亡率[1, 2]。并发症发生率和死亡率的增加可能影响了荷兰研究的最终结果[3]，因为当排除了接受胰腺脾切除术的患者后，亚组分析显示 D2 淋巴结清扫术有显著的生存优势。持续 15 年的随访发现，与 D1 淋巴结清扫术相比，D2 淋巴结清扫术的局部复发率和胃癌相关死亡率较低[4]。

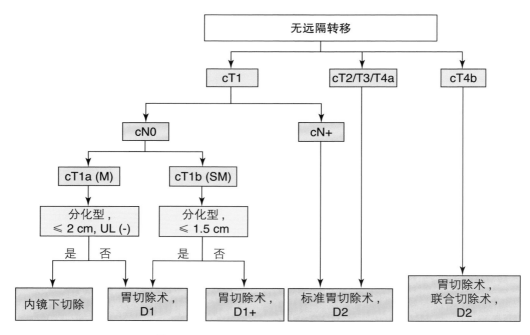

图 11.1　胃癌治疗框架 [5]。日本胃癌协会制定的日本胃癌治疗指南 2014（版本 4）

胃切除术是对有淋巴结转移风险的肿瘤进行的。内镜切除仅适用于分化型、直径小于 2 cm 且无溃疡形成的肿瘤。不适用于内镜切除的肿瘤，应行胃癌根治术（图 11.1）。标准胃切除术包括至少 2/3 的胃切除加 D2 淋巴结清扫，对临床淋巴结阳性进展期胃癌附加行大网膜切除术。与标准手术相比，改良手术的胃切除范围和（或）淋巴结清扫范围（ D1、D1 ＋等）较少 [7]。标准的胃癌根治术包括全胃切除术（图 11.2a）、远端胃切除术（图 11.2b）、幽门保留胃切除术（图 11.2c）和近端胃切除术（图 11.2d）。大网膜切除术通常用于 T3 或浸润更深的肿瘤 [7]。有限的证据表明，网膜囊切除术可以减少腹膜或局部复发。最近的随机对照试验发现，对于 T3 或 T4a 肿瘤，网膜囊切除术没有生存获益，且并发症发生率高 [6]。

11.2.2　左开胸术治疗食管胃交界处或贲门腺癌

虽然食管胃交界处（ EGJ ）癌在全球范围内的发病率明显增加，但对于这种肿瘤实体的最佳切除范围仍然存在争议。为了确定食管胃交界处癌的淋巴结清扫的最佳范围，研究者进行了一项全日本范围基于问

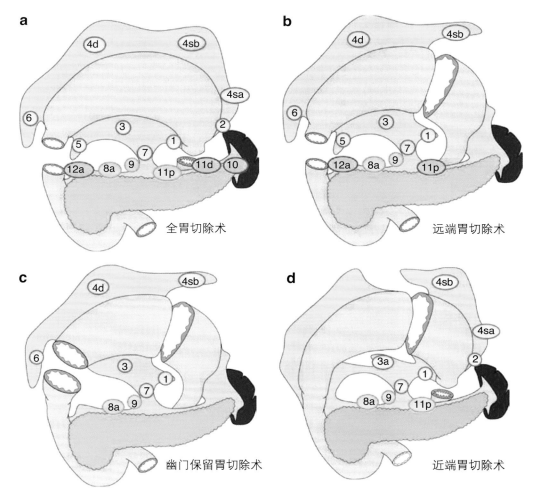

图 11.2　标准胃切除术 [5]。(a)全胃切除术，(b)远端胃切除术，(c)幽门保留胃切除术，(d)近端胃切除术。日本胃癌协会制定的日本胃癌治疗指南 2014(版本 4)

卷的回顾性研究 [9]，对 2001 年 1 月至 2010 年 12 月行 R0 切除的 2807 例直径小于 40 mm 的食管胃交界处癌患者的病历进行了回顾。淋巴结转移常累及腹部淋巴结，特别是贲门左右、胃小弯和沿胃左动脉处。胃远端淋巴结转移的可能性更小，清扫这些淋巴结似乎不能获益。虽然下纵隔淋巴结清扫可以提高主体病变在食管的食管胃交界处癌患者的生存率，但由于中、上纵隔淋巴结清扫率低，因此对于该区域淋巴结清扫的最佳范围尚无定论。

由于开腹不能清扫出现转移的纵隔淋巴结，因而左胸腹入路常被用于治疗贲门或贲门下的进展期胃癌。Sasako 等进行了一项随机的Ⅲ期研究，比较了左胸腹入路与腹部 - 经食管裂孔入路治疗食管胃交界处癌（JCOG9502）[10]。出乎意料的是，左胸腹入路组的 5 年总生存率明显低于经食管裂孔入路组（分别为 37.9% 和 52.3%）。此外，左胸腹入路组并发症更严重。作者得出结论，左胸腹入路并不适合用于治疗贲门癌或贲门下癌，因为与经食管裂孔入路相比，左胸腹入路组不能提高生存率，并且导致并发症增多。根据这一Ⅲ期试验（JCOG9502）完整的 10 年随访数据，Kurokawa 等认为，经食管裂孔入路组 10 年总生存率为 37%，左胸腹入路组为 24%（P=0.060）[11]。基于 Siewert 分型的亚组分析表明，经食管裂孔入路的生存优势并不显著。作者得出结论，食管胃交界处或胃贲门腺癌的治疗应避免使用左胸腹入路。

11.2.3 近端胃癌脾切除术

伴有脾门临床阳性转移的近端胃癌患者总的预后差，需要行脾切除术。根据 D2 淋巴结清扫术的随机试验结果，一些研究显示由于并发症增加，生存获益证据不明确，故不推荐脾切除术 [2, 3]。为了阐明脾切除术在无大弯侵犯的近端胃癌全胃切除术中的作用，Sano 等进行了多中心随机对照试验 [12]。试验共纳入来自日本各地的 36 个机构的 505 名患者（254 名患者切除脾，251 名患者保留脾）。脾切除术与更高的并发症发生率和更多的失血相关。脾切除术组 5 年生存率为 75.1%，保脾组为 76.4%。HR 为 0.88（90.7% CI 0.67 ~ 1.16），证实了保留脾的非劣效性（P=0.025）。作者的结论是，对无大弯侵犯的近端胃癌行全胃切除术时应该避免脾切除术，因为它增加了手术的并发症发生率，而不提高生存率。

11.2.4 主动脉旁淋巴结清扫

主动脉旁淋巴结清扫是一种最终的局部控制手术技术。根据一项初步研究的可靠数据，Sano 等进行了一项随机对照试验，比较了日本标准 D2 淋巴结清扫术与 D2 淋巴结清扫加主动脉旁淋巴结清扫术（JCOG9501）[13]，共对 523 例适于潜在可切除的胃腺癌（T2- 浆膜下、T3 或 T4）患者进行随机分组。虽然扩大手术组（28.1%）的并发症发生率略高于标准组（20.9%），但两组的 4 种主要并发症（吻合口漏、胰瘘、腹腔脓肿和肺炎）的发生率无差异。不幸的是，虽然专业外科医生可以安全地对手术风险低的患者进行胃切除加 D2 淋巴结清扫术，但与单独行 D2 淋巴结清扫术的患者相比，D2 淋巴结清扫术加主动脉旁淋巴结清扫术患者的 5 年总生存率没有显著提高（分别为 70.3% 和 69.2%）[14]。因此，对于可切除的胃癌患者，此时不应开展 D2 淋巴结清扫加主动脉旁淋巴结清扫术。

11.2.5　有单一不可根治因素的进展期胃癌的减瘤手术

虽然化疗被认为是难治性进展期胃癌的标准治疗，但对于存在单一不可根治因素的进展期胃癌患者，在化疗中加入胃切除术是否能提高生存率仍存在争议。Fujitani 等进行了一项随机 III 期试验，以研究胃切除术后化疗与单纯化疗对改善这些患者的总体生存率是否有优势（REGATTA）[15]。共有 175 例进展期胃癌患者合并单一不可治愈的因素，仅限于肝（H1）、腹膜（P1）或主动脉旁淋巴结（16a1/b2）。将患者随机分成两组，一组单纯化疗，另一组在胃切除术后给予化疗。化疗包括在第 1 ~ 21 天每天口服 S-1 80 mg/m^2，并在每 5 周周期的第 8 天口服顺铂 60 mg/m^2。单纯化疗组（86 例）2 年总生存率为 31.7%，胃切除术加化疗组（89 例）为 25.1%。单纯化疗组的中位总生存期为 16.6 个月，胃切除术加化疗组为 14.3 个月。胃切除术加化疗组的 3 级或 4 级化疗相关不良事件的发生率高于单独化疗组。作者的结论是，对于有单一不可根治因素的患者，胃切除术是不合理的[15]。

11.2.6　腹腔镜下远端胃切除术和机器人胃切除术

尽管采取腹腔镜下远端胃切除术的患者数量正在增加，但迄今尚未有一项样本量充足的前瞻性研究来研究腹腔镜下远端胃切除术的益处。Katai 等开展了一项多中心 II 期试验（JCOG0703），评价腹腔镜下远端胃切除术治疗临床 I 期胃癌的安全性[16]，行腹腔镜下远端胃切除术加 D1 淋巴结清扫加胰上淋巴结清扫。在 176 名符合条件的患者中，发生吻合口瘘或胰瘘的患者比例为 1.7%。住院患者 3 级或 4 级不良事件总体占比为 5.1%。短期临床结果如下：43.2% 的患者在术后 5 ~ 10 天要求使用镇痛药，从手术到首次排气的中位时间为 2 天。这项试验从吻合口瘘或胰瘘的发生率方面证实由有资质的外科医生实施的腹腔镜下远端胃切除术的安全性。

基于来自日本国家临床数据库（National Clinical Database，NCD）的 5288 名患者的真实数据，Hiki 等报道称，接受开腹远端胃切除术的患者与接受腹腔镜远端胃切除术的患者相比，院内死亡人数（3/1067 与 6/1067，P=0.51）或再手术人数（20/1067 与 29/1067，P=0.19）均无显著性差异[17]。伤口感染和裂开在开腹远端胃切除术中更为常见。另外，B 级或更高级别的胰瘘在腹腔镜下远端胃切除术患者中更常见。对腹腔镜下远端胃切除术患者，必须注意防止胰瘘的形成，并进一步提高手术质量。尚未获得关于长期预后的数据，正在等待在日本（JCOG0912）和韩国（KLASS01）进行的关键Ⅲ期试验结果。

作为一种微创手术，腹腔镜保留幽门胃切除术治疗早期胃癌可以保留幽门的功能和残胃维持功能储备的能力。Tsujiura 等研究了 465 例胃中部的 cT1 N0 胃癌行腹腔镜保留幽门胃切除术的手术及预后[18]。关于短期手术结果，465 例患者中有 14 例（3%）出现 Clavien-Dindo 分级 3a 或以上的严重并发症，无死亡发生。5 年总生存率和无复发生存率分别为 98% 和 98%。术后仅 2 例患者复发，复发部位不在残胃或区域淋巴结。腹腔镜幽门保留胃切除术后血清总蛋白、白蛋白和血红蛋白水平均维持良好，术后平均相对体重（术后 / 术前）为 93.24% ± 7.29%。作者认为，从长期生存和术后营养方面，腹腔镜保留幽门胃切除术治疗早期胃癌是一种可接受、可获益的手术方法。

虽然有许多单臂试验和比较研究显示机器人胃切除术的可行性，但还没有来自多中心随机临床试验的可靠证据。Tokunaga 等进行了Ⅱ期研究，以评估机器人辅助胃切除术的可行性[19]。2012 年 12 月至 2015 年 4 月期间共招募了 120 名患者。腹腔内感染性并发症的发生率为 3.3%，所有并发症均保守治疗成功，无须再次手术。数据显示，从术后并发症的发生率和严重程度来看，机器人辅助胃切除术是安全的。有了机器人的多关节操作臂，外科医生能够更细致地执行每一项操作，从而减少出血和器官损伤。考虑到与机器人辅助胃切除术的医疗费用较高，在更广泛地被接受前，其在长期生存结果方面的优越性需要进一步研究得到证实。

11.2.7　基于前哨淋巴结概念的对于早期胃癌保留功能的胃切除术

最近关于早期胃癌前哨淋巴结定位的 Meta 分析和前瞻性多中心试验表明，前哨淋巴结检出率和淋巴结状态判定的准确性是可接受的。前哨淋巴结定位还能帮助改进外科手术方式，包括早期胃癌保留功能的胃切除术[20]。目前，使用放射性胶体和蓝色染料的双示踪方法被认为是检测早期胃癌患者前哨淋巴结最可靠的方法。新技术，如吲哚菁绿红外或荧光成像技术，也有助于准确定位胃癌前哨淋巴结。理论上，腹腔镜保留功能的胃切除术，包括部分切除术、近端胃切除术、节段性胃切除术及保留幽门胃切除术，在前哨淋巴结转移阴性的早期胃癌中是可行的。Takeuchi 等在日本进行了一项多中心前瞻性试验，以评估前哨淋巴结定位后行保留功能的胃切除术患者的长期生存和生活质量[20]。非暴露双镜联合病变胃壁翻转术是一种治疗胃癌的部分切除术的新技术，包括内镜下全层切除和腹腔镜下不经腔内通路的手术。非穿孔内镜下胃壁翻转术和前哨淋巴结活检的结合有望成为一种有前途的微创保留功能的手术，是 cN0 早期胃癌的理想术式。在前哨淋巴结导航手术的术中管理过程中，除了前哨淋巴结的可视化外，准确评估有无淋巴结转移是至关重要的。逆转录聚合酶链反应是鉴别淋巴结微转移的代表性方法之一[21]。当进行作为微创手术的前哨淋巴结导航手术时，考虑术后生活质量与可根治性之间的平衡是很重要的。

11.3　未来展望

几乎所有淋巴结清扫和（或）切除范围的证据仅适用于未接受辅助化疗的患者。虽然术后辅助化疗被认为是标准治疗[4, 6]，但新辅助治疗的生存获益只有少数证据。此外，辅助化疗和扩大淋巴结清扫术的最佳联合方案是有争议的[22]。随着术后并发症发生率的降低，新辅助治疗和扩大淋巴结清扫术的结合将成为胃癌手术的主流之一。

参考文献

1. Bonenkamp JJ, Hermans J, Sasako M, van de Velde CJ, Welvaart K, Songun I, Meyer S, Plukker JT, Van Elk P, Obertop H, Gouma DJ, van Lanschot JJ, Taat CW, de Graaf PW,

von Meyenfeldt MF, Tilanus H, Dutch Gastric Cancer Group. Extended lymph-node dissection for gastric cancer. N Engl J Med. 1999; 340(12): 908-14.

2. Degiuli M, Sasako M, Ponti A, Vendrame A, Tomatis M, Mazza C, Borasi A, Capussotti L, Fronda G, Morino M, Italian Gastric Cancer Study Group. Randomized clinical trial comparing survival after D1 or D2 gastrectomy for gastric cancer. Br J Surg. 2014; 101(2): 23-31.

3. Hartgrink HH, van de Velde CJ, Putter H, Bonenkamp JJ, Klein Kranenbarg E, Songun I, Welvaart K, van Krieken JH, Meijer S, Plukker JT, van Elk PJ, Obertop H, Gouma DJ, van Lanschot JJ, Taat CW, de Graaf PW, von Meyenfeldt MF, Tilanus H, Sasako M. Extended lymph node dissection for gastric cancer: who may benefit? Final results of the randomized Dutch gastric cancer group trial. J Clin Oncol. 2004; 22(11): 2069-77.

4. Sakuramoto S, Sasako M, Yamaguchi T, Kinoshita T, Fujii M, Nashimoto A, et al. Adjuvant chemotherapy for gastric cancer with S-1, an oral fluoropyrimidine. N Engl J Med. 2007; 357(18): 1810-20.

5. Songun I, Putter H, Kranenbarg EM, Sasako M, van de Velde CJ. Surgical treatment of gastric cancer: 15-year follow-up results of the randomized nationwide Dutch D1D2 trial. Lancet Oncol. 2010; 11(5): 439-49.

6. Sasako M, Sakuramoto S, Katai H, Kinoshita T, Furukawa H, Yamaguchi T, et al. Five-year outcomes of a randomized phase III trial comparing adjuvant chemotherapy with S-1 versus surgery alone in stage II or III gastric cancer. J Clin Oncol. 2011; 29(33): 4387-93.

7. Japanese Gastric Cancer Association. Japanese gastric cancer treatment guidelines 2014 (ver. 4). Gastric Cancer. 2017; 20: 1-19.

8. Terashima M, Doki Y, Kurokawa Y, Mizusawa J, Katai H, Yoshikawa T, et al. Primary results of a phase III trial to evaluate bursectomy for patients with subserosal/serosal gastric cancer (JCOG1001). http: //ascopubs.org/doi/abs/10.1200/JCO.2017.35.4_suppl.5.

9. Yamashita H, Seto Y, Sano T, Makuuchi H, Ando N, Sasako M, Japanese Gastric Cancer Association and the Japan Esophageal Society. Results of a nation-wide retrospective study of lymphadenectomy for esophagogastric junction carcinoma. Gastric Cancer. 2017; 20(Suppl 1): 69-83.

10. Sasako M, Sano T, Yamamoto S, Sairenji M, Arai K, Kinoshita T, Nashimoto A, Hiratsuka M, Japan Clinical Oncology Group (JCOG9502). Left thoracoabdominal approach versus abdominal-transhiatal approach for gastric cancer of the cardia or subcardia: a randomised controlled trial. Lancet Oncol. 2006; 7(8): 644-51.

11. Kurokawa Y, Sasako M, Sano T, Yoshikawa T, Iwasaki Y, Nashimoto A, Ito S, Kurita

A, Mizusawa J, Nakamura K, Japan Clinical Oncology Group (JCOG9502). Ten-year follow-up results of a randomized clinical trial comparing left thoracoabdominal and abdominal transhiatal approaches to total gastrectomy for adenocarcinoma of the oesophagogastric junction or gastric cardia. Br J Surg. 2015; 102(4): 341-8.

12. Sano T, Sasako M, Mizusawa J, Yamamoto S, Katai H, Yoshikawa T, Nashimoto A, Ito S, Kaji M, Imamura H, Fukushima N, Fujitani K, Stomach Cancer Study Group of the Japan Clinical Oncology Group. Randomized controlled trial to evaluate splenectomy in total gastrectomy for proximal gastric carcinoma. Ann Surg. 2017; 265(2): 277-83.

13. Sano T, Sasako M, Yamamoto S, Nashimoto A, Kurita A, Hiratsuka M, Tsujinaka T, Kinoshita T, Arai K, Yamamura Y, Okajima K. Gastric cancer surgery: morbidity and mortality results from a prospective randomized controlled trial comparing D2 and extended para-aortic lymphadenectomy—Japan Clinical Oncology Group study 9501. J Clin Oncol. 2004; 22(14): 2767-73.

14. Sasako M, Sano T, Yamamoto S, Kurokawa Y, Nashimoto A, Kurita A, Hiratsuka M, Tsujinaka T, Kinoshita T, Arai K, Yamamura Y, Okajima K, Japan Clinical Oncology Group. D2 lymphadenectomy alone or with para-aortic nodal dissection for gastric cancer. N Engl J Med. 2008; 359(5): 453-62.

15. Fujitani K, Yang HK, Mizusawa J, Kim YW, Terashima M, Han SU, Iwasaki Y, Hyung WJ, Takagane A, Park DJ, Yoshikawa T, Hahn S, Nakamura K, Park CH, Kurokawa Y, Bang YJ, Park BJ, Sasako M, Tsujinaka T, REGATTA Study Investigators. Gastrectomy plus chemotherapy versus chemotherapy alone for advanced gastric cancer with a single non-curable factor (REGATTA): a phase 3, randomized controlled trial. Lancet Oncol. 2016; 17(3): 309-18.

16. Katai H, Sasako M, Fukuda H, Nakamura K, Hiki N, Saka M, Yamaue H, Yoshikawa T, Kojima K, JCOG Gastric Cancer Surgical Study Group. Safety and feasibility of laparoscopy-assisted distal gastrectomy with suprapancreatic nodal dissection for clinical stage I gastric cancer: a multicenter phase II trial (JCOG 0703). Gastric Cancer. 2010; 13(4): 238-44.

17. Hiki N, Honda M, Etoh T, Yoshida K, Kodera Y, Kakeji Y, Kumamaru H, Miyata H, Yamashita Y, Inomata M, Konno H, SetoY, Kitano S. Higher incidence of pancreatic fistula in laparoscopic gastrectomy. Real-world evidence from a nationwide prospective cohort study. Gastric Cancer. 2018; 21(1): 162-70. https: //doi.org/10.1007/s10120-017-0764-z.

18. Tsujiura M, Hiki N, Ohashi M, Nunobe S, Kumagai K, Ida S, Hayami M, Sano T, Yamaguchi T. Excellent long-term prognosis and favorable postoperative nutritional status after laparoscopic pyloruspreserving gastrectomy. Ann Surg Oncol. 2017; 24(8):

2233-40.

19. Tokunaga M, Makuuchi R, Miki Y, Tanizawa Y, Bando E, Kawamura T, Terashima M. Late phase II study of robot-assisted gastrectomy with nodal dissection for clinical stage I gastric cancer. Surg Endosc. 2016; 30(8): 3362-7.

20. Takeuchi H, Goto O, Yahagi N, Kitagawa Y. Function-preserving gastrectomy based on the sentinel node concept in early gastric cancer. Gastric Cancer. 2017; 20(Suppl 1): 53-9.

21. Natsugoe S, Arigami T, Uenosono Y, Yanagita S. Novel surgical approach based on the sentinel node concept. Ann Gastroenterol Surg. 2017; 1: 180-5.

22. Ito S, Sano T, Mizusawa J, Takahari D, Katayama H, Katai H, Kawashima Y, Kinoshita T, Terashima M, Nashimoto A, Nakamori M, Onaya H, Sasako M. Gastric Cancer. 2017; 20(2): 322-31.

第十二章
胃癌：针对疾病晚期的化疗方案，特别关注日本相关研究

Taroh Satoh 著　王可毅 译　石岩岩 审校

摘要： 不可切除或出现转移的晚期胃癌（advanced gastric cancer，AGC）不能治愈，这类患者最佳支持治疗（best supportive care，BSC）的中位生存期（median survival time，MST）约为 3 个月。化疗可使中位生存期延长至 13～14 个月，并且肿瘤收缩效率高的药物还能缓解症状（Murad等，Cancer 72：37-41，1993）。

在一线治疗中，国际制定的标准治疗方法为嘧啶和铂类药物联合方案，并且根据 HER2 蛋白表达情况进行个体化治疗。标准二线治疗是每周紫杉醇（PTX）+ 雷莫芦单抗（RAM）。三线治疗中，近年来在多种癌症中备受关注的免疫检查点抑制剂有延长生存期的作用，在胃癌的治疗中也被观察到。在挽救治疗的研究中，纳武单抗（nivolumab）已显示出显著延长生存期的效果。因此，近年来随着肿瘤规范化治疗和基于生物标志物的个体化治疗的进展，以及新药的进一步审批，晚期胃癌总生存时间有望继续延长。另外，不能接受标准治疗的老年人和严重腹膜转移患者的治疗方案尚不确定，这也是未来面临的临床问题。在本章中，我们将讨论不可切除或复发性胃癌的治疗策略和研究前景。

关键词： 晚期胃癌化疗方案·S-1·卡培他滨·雷莫芦单抗·纳武单抗

12.1　常规化学疗法

不可切除或转移的晚期胃癌无法治愈，最佳支持治疗的中位生存期约为 3 个月。通过化疗中位生存期已延长至 13～14 个月，并且肿瘤收

缩效果高，可望获得症状缓解 [1, 2]。虽然开展了大量比较 5-FU 单药治疗与其他联合治疗的随机临床试验，但直到 20 世纪 90 年代才有统一的标准治疗方法。联合方案均未显示出比 5-FU 单药治疗明显的生存效益 [3-5]。在 21 世纪，JCOG 9912 这项研究确认了伊立替康（IRI）+ 顺铂（CDDP）组合的优势，以及 S-1 单药治疗非劣效于 5-FU 连续输注。虽然 IRI + CDDP 治疗的优势在主要终点总生存时间中没有被证明，但 S-1 单药治疗的非劣效性已得到了证明 [6]。此外，在 SPIRITS 研究中，S-1 + CDDP 方案（SP 方案）在总生存时间上优于 S-1 单药治疗（MST，13 个月 vs 11 个月；HR 0.77；P=0.049）[7]。根据这两项Ⅲ期临床研究结果，SP 方案在日本已成为标准治疗方案。

考虑到先前 ML17032[8] ToGA 试验 [9] 和 AVAGAST[10] 的数据，与 SP 方案相比，CP 方案可以给予更高剂量的顺铂（每 3 周 80 mg/m^2 vs 每 5 周 60 mg/m^2）[9]，因此，卡培他滨 / 顺铂方案也可以是一种治疗选择。

表 12.1 总结了常规化疗方案的疗效。S-1+ IRI[12] 和 S-1+ 多西他赛（DTX）[13] 在总生存时间方面并不优于 S-1 单药治疗，但 S-1+DTX 方案在随访分析中显示出总生存时间延长，因此被认为是腹膜转移患者可以选择的治疗。此后，在日本进行了 G-SOX 试验，以证明 S-1+ 奥沙利铂（I-OHP）（SOX 方案）的疗效不劣于 SP 方案。研究证明了无进展生存期（PFS）作为主要终点的非劣效性（中位无进展生存期 5.5 个月 vs 5.4 个月；HR 1.004；95% CI 0.540 ~ 1.199；非劣效边际 1.30；P=0.0044）。然而，研究未能证明总生存时间的非劣效性（MST，14.1 个月 vs 13.1 个月；HR 0.969；95% CI 0.812 ~ 1.157；非劣效边际 1.15；P=0.0583）。两组的总生存时间和无进展生存期 Kaplan-Meier 曲线几乎重叠，SOX 方案疗效和安全性均不劣于 SP 方案。因此，SOX 方案在日本被认为是标准治疗方法之一 [14]。表 12.1 总结了 CP 对比 XP 治疗方案的关键临床Ⅲ期研究。

二线治疗的重要性已经在 3 个Ⅲ期试验中得到了证实 [15-17]，其中 DTX 或 IRI 显示出优于最佳支持治疗的生存获益。WJOG 4007 研究是针对嘧啶联合铂类药物治疗后复发病例，IRI 与每周紫杉醇治疗（wPTX）的优效性试验。结果显示，IRI 在总生存时间上并没有优于 wPTX（HR 1.13，95% CI 0.86 ~ 1.49，P=0.38），但两组的中位生存期均良好（IRI 组 8.4 个月，wPTX 组 9.5 个月），并且药物毒性可耐受，因此两者均被用作二线治疗方案 [18]。

表 12.1　当前关于传统化疗方案的关键临床试验

试验（文献序号）	ARM	RR(%)	PFS (M)	OS (M)	HR
JCOG9912[6]	5-FU	9	2.9	10.8	0.083
	S-1	28	4.2	11.4	($P < 0.001$)
SPIRITS[7]	S-1	31	4	11	0.774
	SP	54	6	13	($P=0.0366$)
ML17032[8]	FP	32	5	9.3	0.85
	CP	46	5.6	10.5	($P < 0.008$)
ToGA[9, 11]	CP	34.5	5.5	11.1	
AVAGAST[9, 10]	CP	37	5.3	10.1	

RR，有效率；M，月；PFS，无进展生存期（progression-free survival）；OS，总生存时间；HR，危险比；5-FU，5- 氟尿嘧啶；SP，S-1+ 顺铂；FP，5- 氟尿嘧啶 + 顺铂；CP，卡培他滨 + 顺铂

12.2　分子靶向药物

最近许多靶向药物在胃癌中进行了临床试验（表 12.2）。

ST03 试验评价了在围手术期治疗中使用贝伐单抗的临床疗效，但研究结果未显示出治疗优效性。因此作者得出结论，本研究结果不支持对于有可切除胃、食管胃交界处或食管下段腺癌的患者，在围手术期与表柔比星、顺铂和卡培他滨化疗药物联合使用贝伐单抗[19]。ToGA 试验[11]旨在证实曲妥珠单抗（Tmab）联合卡培他滨和顺铂或 5-FU + CDDP（FP）治疗免疫组织化学（immunohistochemistry，IHC）HER2 呈强阳性（3+）或荧光原位杂交（fluorescence in situ hybridization，FISH）HER2 阳性胃癌患者的有效性。研究以总生存时间作为主要终点，结果显示 Tmab 联合治疗组中位生存期优于标准治疗组（中位生存期，13.8 个月和 11.1 个月；HR 0.74；$P=0.0046$）。

在亚组分析中，Tmab 联合治疗对于 IHC（0/1+）和 FISH 阳性的 HER2 低表达组未观察到生存延长。在 IHC3、IHC2 + 和 FISH 阳性的 HER2 高表达组中，治疗效果更为明显（中位生存期，16.0 个月 vs 11.8 个月；95% CI 0.678~0.962；$P=0.017$；HR 0.65）。15% ~20% 的不可切除或复发性胃癌患者人类表皮生长因子受体 2（HER-2）表达阳性[31, 32]。由

表 12.2   目前关于靶向治疗的关键临床试验

线	靶点	试剂	试验		结果
0 线	VEGF-A	贝伐珠单抗	ST03	Cunningham 等[19]	阴性
一线	HER2	曲妥珠单抗	ToGA	Bang 等[11]	阳性
		拉帕替尼	LOGiC	Hecht 等[20]	阴性
		帕妥珠单抗	JACOB	NCT01774786	阴性
	VEGF-A	贝伐珠单抗	AVAGAST	Ohtsu 等[10]	阴性
			AVATAR	Shen 等[21]	阴性
	EGFR	帕尼单抗	REAL 3	Waddell 等[22]	阴性
		西妥昔单抗	EXPAND	Lordick 等[23]	阴性
	HGF	利妥木单抗	RILOMET-1	Catenacci 等[24]	阴性
	MET	Onartuzumab	MET Gastric	Shah 等[25]	阴性
二、三线	HER2	拉帕替尼	TyTAN	Satoh 等[26]	阴性
		T-DM1	GATSBY	Kang 等[34]	阴性
	mTOR	依维莫司	GRANITE-1	Ohtsu 等[27]	阴性
	VEGFR-2	雷莫芦单抗	RAINBOW	Wilke 等[28]	阳性
			REGARD	Fuchs 等[29]	阳性
	PARP	奥拉帕尼	GOLD	Bang 等[30]	阴性
	STAT3	BBI608	BRIGHTER	Press release 2017	阴性

于可以预期 Tmab 联合治疗对于 Her2 阳性患者的疗效，因此建议将治疗策略分为 HER2 阴性和 HER2 阳性胃癌。

另外，拉帕替尼（HER1/HER 2 抑制剂）的Ⅲ期试验（LOGiC 试验）显示，拉帕替尼联合卡培他滨与奥沙利铂（CapeOX）的联合治疗未能使生存期延长（HR 0.91；95% CI 0.73~1.12；P=0.3492）[20]。此外，在 JACOB 试验中，帕妥珠单抗是一种抗 HER2 抗体，它在 HER2 受体中与 Tmab 不同的结构域结合，与 Tmab 有互补作用。对 HER2 阳性的晚期乳腺癌，有报道称，帕妥珠单抗优于 Tmab + 卡培他滨 /CDDP[26]。

与一线治疗一样，在二线治疗中也尝试了基于 HER2 蛋白表达情况的治疗方案。

包括日本在内的亚洲国家中开展的 TyTan 研究，通过 FISH 检测发

现 *HER2* 基因扩增的胃癌患者，并检验 HER1/HER2 抑制剂拉帕替尼（lapatinib）联合 WPTX 治疗的疗效。拉帕替尼 + WPTX 在总生存时间上对比 wPTX 没有显示出生存获益（中位生存期，11 个月 vs 8.9 个月；HR 0.84；95% CI 0.64~1.11；*P*=0.1044）。在这项研究中，登记了 35% 的 IHC 0 或 1+ 病例（在 ToGA 测试中为 23%），并且在该亚组中也未观察到拉帕替尼的额外疗效（HR 1.07）。但是，在 IHC 3+ 亚组中，HR 为 0.59，这意味着拉帕替尼联合治疗可能有效[33]。

在 GATSBY 研究中，HER 2 IHC 2+ 和 FISH 阳性或 HER 2 IHC 3+ 的胃癌患者使用 Tmab 治疗，并将美坦辛作为微管聚合抑制剂（DM1）抗体药物复合物 T-DM1 与医生选择的紫杉烷类药物（wPTX 或 DTX）作比较。T-DM1 组未显示总生存时间优于紫杉烷类（MST 7.9 个月 vs 8.6 个月；HR 1.15；95% CI 0.87~1.51；*P*=0.86）[28]。近期正在进行一项针对 HER 2 阳性胃癌联合使用 Tmab 和紫杉醇治疗的随机 Ⅱ 期研究（WJOG 7112 G 测试：UMINOOOO 9297）。这项研究比较了 wPTX + Tmab 疗法与 wPTX 疗法在二线治疗中的疗效。

尽管在化疗方案中加入贝伐珠单抗后无进展生存期和总体有效率相比于 AGC 一线治疗有了明显改善，但是 AVAGAST 仍未达到其主要的研究目标总生存时间[10]。AVATAR 试验表明，在中国晚期胃癌患者中，将贝伐珠单抗加到卡培他滨 - 顺铂中并不能改善预后。因为两组间的总生存时间无差异，且两组的无进展生存期相似[21]。两项国际合作的 Ⅲ 期临床试验使用了一种抑制血管内皮生长因子受体 2（VEGFR2）的抗体药物 RAM。首先是日本参与的 RAINBOW 试验，这项研究旨在证明 RAM 联合使用 wPTX 的重要性。结果显示，以总生存时间作为主要结局，wPTX+RAM 组优于 wPTX+ 安慰剂组（中位生存期，9.6 个月 vs 7.4 个月；HR 0.807；95% CI 0.678 ~ 0.962；*P*=0.017），此研究证实了在 wPTX 基础上联合 RAM 的生存优势。

在非选择的一线治疗人群中，REAL3 和 EXPAND 研究均显示，将帕尼单抗或西妥昔单抗加到标准治疗中未增加晚期胃癌人群的总体生存率[22,23]。

利妥木单抗是一种完全人源的单克隆抗体，可选择性地结合 MET 受体配体——肝细胞生长因子（hepatocyte growth factor，HGF）。然而，抗联合表柔比星、顺铂和卡培他滨方案不能有效改善 MET 阳性的胃或胃食管腺癌患者的临床结局[24]。MET 胃部试验也报道了相似的结果，其中在一线 mFOLFOX6 中添加 MET 抑制剂 onartuzumab 并未显著改善 ITT 人群或 MET 2+/3+ 人群的临床生存[25]。

REGARD 试验比较了 RAM 单药治疗与安慰剂之间的差异。RAM 单药治疗对比安慰剂组有显著的生存获益（中位生存期分别为 5.2 个月和 3.8 个月；HR 0.776；95% CI 0.603~0.998；$P = 0.047$）[29]。

日本、韩国及中国台湾地区开展了一项国际合作Ⅲ期研究，比较最佳支持治疗与抗程序性死亡 -1（PD-1）抗体纳武单抗（nivolumab，NIVO）单药治疗的疗效。据报道，纳武单抗对于主要终点总生存时间有显著延长（中位生存期，5.32 个月 vs 4.14 个月；HR 0.63；95% CI 0.50~0.78；$P < 0.0001$）[34]。

GRANITE-1 试验证实，对于晚期胃癌、既往接受过系统的一二线化疗后病情进展的患者，口服哺乳动物雷帕霉素靶点抑制剂依维莫司并未获得生存改善[27]。另据报道，GOLD 试验也未达到其主要研究目标，即显示奥拉帕尼治疗在亚洲晚期胃癌患者或 ATM 阴性患者中有显著的总生存改善[30]。

LoGic 试验中，在 CapeOx 基础上联合拉帕替尼未能延长 HER 2 扩增的胃食管腺癌患者的总生存时间[20]。

12.3　未来展望

表 12.3 汇总了正在进行的试验新药物或新概念的关键临床试验。

为了检验在老年人中进行推注嘧啶和铂类联合疗法的重要性，正在进行一项比较 S-1 单药方案和 SOX 方案对 70 岁以上老年人疗效的随机Ⅱ期研究（WJOG 8315 G 测试 /UMINOOOO 20864）。

目前大量腹水、腹膜转移或无法口服药物的患者已超出了主要临床试验的范围，包括一线的标准治疗方法尚未确定。FULTAX 的随机一线Ⅰ期或Ⅲ期临床试验（JCOG 1108 / WJOG 7312 G/UMINOOOO 10949）是一项正在进行的 PIX 和 5-FU 联合治疗对比 5-FU/LV 的试验。SOLAR 试验（NCT02322593）比较了 SP 与 TAS 118 的联合疗法，TAS 118 联合 S-1+亚叶酸钙蛋白和 1-OHP 的方案。在随机Ⅱ期研究中[35]，S-1+ 亚叶酸钙蛋白 +1-OHP 治疗显示出非常有前景的结果，即联合方案对比 SP 方案的总

表 12.3　　正在进行的关于新靶点的重要临床试验

试验	目的	样本量	参照方案	实验方案	编号
SOLAR	1st	686	SP	TAS118+l-OHP	NCT02322593
JCOG1013	1st	740	SP	DCS	UMIN000007652
RAINFALL	1st	616	XP	XP+RAM	NCT02314117
BRIGHTER	2nd	700	wPTX	WPTX+BBI608	NCT02178956
RINDBeRG	3rd	400	IRI	IRI+RAM	UMIN000023065
ANGEL	3rd, 4th	459	PBO	Apatinib	NCT030462611
ATTRACTION4	1st	680	SOX/ CapOX	SOX/ CapOX+NIVO	NCT02746796
Checkmate649	1st	1266	CapOX/ FOLFOX	NIVO+CapOX/ FOLFOX, NIVO+IPI	NCT028272116
KEYNOTE-062	1st	750	FP	Pembrolozumab, Pembrolizumab+FP	NCT02494583
JAVELIN-100	1st	666	CapOX/ FOLFOX	Avelumab	NCT02625610
KEYNOTE-061	2nd	720	wPTX	Pembrolizumab	NCT02370498
JAVELIN-300	3rd	330	wPTX/IRI	Avelumab	NCT02325623

SP，S-1+ 顺铂；XP，卡培他滨 + 顺铂；wPTX，每周紫杉醇；IRI，伊立替康；PBO，安慰剂；SOX，S-1 + 奥沙利铂；CapeOX，卡培他滨 + 奥沙利铂；FOLFOX，5- 氟尿嘧啶 + 叶酸 + 奥沙利铂；FP，5- 氟尿嘧啶 + 顺铂；DCS，多西他赛 + 顺铂 +S-1；RAM，雷莫芦单抗；NIVO，纳武单抗

生存时间 HR 为 0.59（95％ CI 0.37~0.93）。正在进行的 JCOG 1013 试验
（UMIN00007652）比较了 SP 方案与 DTX + CDDP + S-1 方案（DCS）（一
种三联药物的治疗方案）。正在进行的 RAM 的Ⅲ期试验，即 RAINFALL
试验（NCTO 2314117），旨在验证 RAM 联合 XP 方案一线治疗的额外疗
效，但报道研究结果为阴性。RINDBeRG 试验（UMINOOO 23065）研究
了 RAM 持续给药联合 IRI 三线治疗的有效性。作为一项组间试验，此研
究针对 RAM 对不适合既往治疗的患者的疗效。免疫检查点抑制剂治疗进

展迅速，每个治疗线的Ⅲ期试验均在开展中。

参考文献

1. Murad AM, Santiago FF, Petroianu A, Rocha PR, Rodrigues MA, et al. Modified therapy with 5-fluorouracil, doxorubicin, and methotrexate in advanced gastric cancer. Cancer. 1993; 72: 37-41.

2. Glimelius B, Hoffman K, Haglund U, Nyrén O, Sjödén PO, et al. Initial or delayed chemotherapy with best supportive care in advanced gastric cancer. Ann Oncol. 1994; 5: 189-90.

3. Cullinan SA, Moertel CG, Wieand HS, O'Connell MJ, Poon MA, et al. Controlled evaluation of three drug combination regimens versus fluoroourcil alone for the therapy of advanced gastric cancer. North Central Cancer Treatment Group. J Clin Oncol. l994; 12: 412-8.

4. Kim NK, Park YS, Heo DS, Suh C, Kim SY, et al. A phase Ⅲ randomized study of 5-fluorouracil and cisplatin versus 5-fluorouracil, doxorubicin, and mitomycin C versus 5 fluorouracil alone in the treatment of advanced gastric cancer. Cancer. 1993; 71: 3813-8.

5. Ohtsu A, ShimadaY SK, Boku N, Hyodo I, et al. Randomized phase Ⅲ trial of fluorouracil alone versus fluorouracil plus cisplatin versus uracil and tegafur plus Mitomycin C in patients with unresectable, advanced gastric cancer: The Japan Clinical Oncology Group Study JCOG9205. J Clin Oncol. 2003; 21: 54-9.

6. Boku N, Yamamoto S, Fukuda H, Shirao K, Doi T, et al. Fluoroulacil versus combination of irinotecan plus cisplatin versus S-1 in metastatic gastric cancer：a randomized phase3 study. Lancet Oncol. 2009; 10: 1063.

7. Koizumi W, Narahara H, Hara T, Takagane A, Akiya T, Takagi M, et al. S-1 plus cisplatin versus S-1 alone for first-line treatment of advanced gastric cancer (SPIRITS trial): a phase Ⅲ trial. Lancet Oncol. 2008; 9: 215-21.

8. Kang YK, Kang WK, Shin DB, Chen J, Xiong J, Wang J, et al. Capecitabine/cisplatin versus 5-fluorouracil/cisplatin as first-line therapy in patients with advanced gastric cancer: a randomised phase Ⅲ noninferiority trial. Ann Oncol. 2009; 20: 666-73.

9. Yamaguchi K, Sawaki A, Doi T, Satoh T, Yamada Y, Omuro Y, et al. Efficacy and safety of capecitabine plus cisplatin in Japanese patients with advanced or metastatic gastric cancer: subset analyses of the AVAGAST study and the ToGA study. Gastric Cancer. 2013; 16: 175-82.

10. Ohtsu A, Shah MA, Van Cutsem E, Rha SY, Sawaki A, et al. Bevacizumab in combination with chemotherapy as first-line therapy in advanced gastric cancer: a

randomized, double-blind, placebo-controlled phase Ⅲ study. J Clin Oncol. 2011; 29: 3968-76.

11. Bang YJ, Van Cutsem E, Feyereislova A, Chung HC, Shen L, Sawaki A, et al. Trastuzumab in combination with chemotherapy versus chemotherapy alone for treatment of HER2-positive advanced gastric or gastro-oesophageal junction cancer (ToGA): a phase 3, open-label, randomised controlled trial. Lancet. 2010; 376: 687-97.

12. Narahara H, Iishi H, Imamura H, Tsuburaya A, Chin K, et al. Randomized phase Ⅲ study comparing the efficacy and safety of irinotecan plus S-1 with S-1 alone as first-line treatment for advanced gastric cancer (study GC0301/TOP-002). Gastric Cancer. 2011; 14: 72.

13. Koizumi W, Kim YH, Fujii M, Imamura H, Lee KH, et al. Addition of docetaxel to S-1 without platinum prolongs survival of patients with advanced gastric cancer: a randomized study (START). J Cancer Res Clin Oncol. 2014; 140: 319-28.

14. Yamada Y, Higuchi K, Nishikawa K, Gotoh M, Fuse N, et al. Phase Ⅲ study comparing oxaliplatin plus S-1 with cisplatin plus S-1 in chemotherapy-naïve patients with advanced gastric cancer. Ann Oncol. 2015; 26: 141-8.

15. Thuss-Patience PC, Kretzschmar A, Dogan Y, Rothmann F, Blau I, et al. Survival advantage for irinotecan versus best supportive care as second-line chemotherapy in gastric cancer — a randomised phase Ⅲ study of the Arbeitsgemeinschaft Internistische Onkologie (AIO). Eur J Cancer. 2011; 47: 2306-14.

16. Kang JH, Lee SI, Lim DH, Park KW, Oh SY, et al. Salvage chemotherapy for pretreated gastric cancer: a randomized phase Ⅲ trial comparing chemotherapy plus best supportive care with best supportive care alone. J Clin Oncol. 2012; 30: 1513-8.

17. Ford HE, Marshall A, Bridgewater JA, Janowitz T, Coxon FY, et al. Docetaxel versus active symptom control for refractory oesophagogastric adenocarcinoma (COUGAR-02): an open-label, phase 3 randomised controlled trial. Lancet Oncol. 2014; 15: 78-86.

18. Hironaka S, Ueda S, Yasui H, Nishina T, Tsuda M, et al. Randomized, open-label, phase Ⅲ study comparing irinotecan with paclitaxel in patients with advanced gastric cancer without severe peritoneal metastasis after failure of prior combination chemotherapy using fluoropy- rimidine plus platinum: WJOG 4007 trial. J Clin Oncol. 2013; 31: 4438-44.

19. Cunningham D, et al. Peri-operative chemotherapy with or without bevacizumab in operable oesophagogastric adenocarcinoma (UK Medical Research Council ST03): primary analysis results of a multicentre, open-label, randomised phase 2-3 trial. Lancet Oncol. 2017; 18(3): 357-70.

20. Hecht JR, Bang YJ, Qin SK, Chung HC, Xu J, et al. Lapatinib in combination with capecitabine plus oxaliplatin in human epidermal growth factor receptor 2-positive advanced or metastatic gastric, esophageal, or gastroesophageal adenocarcinoma: TRIO-013/LOGiC— a randomized phase Ⅲ trial. J Clin Oncol. 2016; 34: 443-5.

21. Shen L. Bevacizumab plus capecitabine and cisplatin in Chinese patients with inoperable locally advanced or metastatic gastric or gastroesophageal junction cancer: randomized, double-blind, phase Ⅲ study (AVATAR study). Gastric Cancer. 2015; 18(1): 168-76.

22. Waddell T. Epirubicin, oxaliplatin, and capecitabine with or without panitumumab for patients with previously untreated advanced oesophagogastric cancer (REAL3): a randomised, open- label phase 3 trial. Lancet Oncol. 2013; 14(6): 481-9.

23. Lordic F. Capecitabine and cisplatin with or without cetuximab for patients with previously untreated advanced gastric cancer (EXPAND): a randomised, open-label phase 3 trial. Lancet Oncol. 2013; 14(6): 490-9.

24. Catenacci DVT, et al. Rilotumumab plus epirubicin, cisplatin, and capecitabine as first-line therapy in advanced MET-positive gastric or gastro-oesophageal junction cancer (RILOMET-1): a randomised, double-blind, placebo-controlled, phase 3 trial. Lancet Oncol. 2017; 18(11): 1467-82.

25. Shah MA, et al. Effect of fluorouracil, leucovorin, and oxaliplatin with or without onartuzumab in HER2-negative, MET-positive gastroesophageal adenocarcinoma: the METGastric randomized clinical trial. JAMA Oncol. 2017; 3(5): 620-7.

26. Satoh T, Xu RH, Chung HC, Sun GP, Doi T, Xu J, et al. Lapatinib plus paclitaxel versus paclitaxel alone in the second-line treatment of HER2-amplified advanced gastric cancer in Asian populations: TyTAN—a randomized, phase Ⅲ study. J Clin Oncol. 2014; 32(19): 2039-49.

27. Ohtus A, et al. Everolimus for previously treated advanced gastric cancer: results of the randomized, double-blind, phase Ⅲ GRANITE-1 study. J Clin Oncol. 2013; 31(31): 3935-43.

28. Wilke H, Muro K, Van Cutsem E, Oh SC, Bodoky G, et al. Ramucirumab plus paclitaxel versus placebo plus paclitaxel in patients with previously treated advanced gastric or gastro-oesophageal junction adenocarcinoma (RAINBOW): a double-blind, randomised phase 3 trial. Lancet Oncol. 2014; 15: 1224-35.

29. Fuchs CS, Tomasek J, Yong CJ, Dumitru F, Passalacqua R, et al. Ramucirumab monotherapy for previously treated advanced gastric or gastro-oesophageal junction adenocarcinoma (REGARD): an international, randomised, multicentre, placebo-controlled, phase 3 trial. Lancet. 2014; 383(9911): 31-9.

30. Bang YJ, et al. Olaparib in combination with paclitaxel in patients with advanced gastric cancer who have progressed following first-line therapy (GOLD): a double-blind, randomised, placebo-controlled, phase 3 trial. Lancet Oncol. 2017; 18(12): 1637-51.

31. Matsusaka S, Nashimoto A, Nishikawa K, Miki A, Miwa H, et al. Clinicopathological factors associated with HER2 status in gastric cancer: results from a prospective multicenter observational cohort study in a Japanese population (JFMC44-1101). Gastric Cancer. 2016; 19: 839-51.

32. Sawaki A, Ohashi Y, Omuro Y, Satoh T, Hamamoto Y, et al. Efficacy of trastuzumab in Japanese patients with HER2-positive advanced gastric or gastroesophageal junction cancer: a subgroup analysis of the Trastuzumab for Gastric Cancer (ToGA) study. Gastric Cancer. 2012; 15: 313-22.

33. Thuss-Patience PC, Shah MA, Ohtsu A, Van Cutsem E, Ajani JA, et al. Trastuzumab emtansine versus taxane use for previously treated HER2-positive locally advanced or metastatic gastric or gastro-oesophageal junction adenocarcinoma (GATSBY): an international randomised, open-label, adaptive, phase 2/3 study. Lancet Oncol. 2017; 18: 640-53.

34. Kang YK, Boku N, Satoh T, Ryu MH, Chao Y, et al. Nivolumab in patients with advanced gastric or gastro-oesophageal junction cancer refractory to, or intolerant of, at least two previous chemotherapy regimens (ONO-4538-12, ATTRACTION-2): a randomised, double-blind, placebo-controlled, phase 3 trial. Lancet. 2017; 390: 2461-71.

35. Hironaka S, Sugimoto N, Yamaguchi K, et al. S-1 plus leucovorin versus S-1 plus leucovorin and oxaliplatin versus S-1 plus cisplatin in patients with advanced gastric cancer: a ran-domised, multicentre, open-label, phase 2 trial. Lancet Oncol. 2016; 17(1): 99-108.

第五部分

预　　防

第十三章
日本根除幽门螺杆菌预防胃癌的情况

Masahiro Asaka 著　赵英涵 译　王墨培 审校

　　摘要：日本胃癌的年死亡人数约为 50 000 人。在过去的 50 年里，该数据一成不变。因为早期癌症有良好的预后，因此医生正着力通过钡剂 X 线和内镜检查来提高早期胃癌的检出率，从而使日本在世界范围内早期胃癌的诊断水平力拔头筹。

　　2013 年，日本在全世界内率先将根除幽门螺杆菌治疗慢性胃炎纳入健康保险计划的覆盖范围，使胃癌相关的死亡人数大幅下降成为现实。幽门螺杆菌根除治疗与内镜监测相结合可预防胃癌的发生。即使出现胃癌，大多数患者可能在早期就被诊断，可能导致胃癌死亡率的大幅下降。

　　每年医生开具约 160 万张根除幽门螺杆菌的处方。胃癌死亡人数逐年下降：2013 年为 48 427 人，2014 年为 47 903 人，2015 年为 46 659 人，2016 年为 45 509 人。这表明在将根除幽门螺杆菌治疗纳入保险范围后，死亡人数显著减少（$P < 0.0001$）。在国家健康保险计划将胃炎纳入根除适应证后，根除幽门螺杆菌治疗的处方明显增加，并与胃癌死亡人数的显著减少相关。

　　关键词：胃癌预防·幽门螺杆菌·幽门螺杆菌相关性胃炎·清除胃癌

13.1　导言

　　胃癌在世界上常见的癌症死亡原因中位居第二[1]。直到 20 世纪初，欧洲和美国的胃癌发病率还一直很高。进入 20 世纪后，随着生活方式和卫生设施的变化以及广泛采用冷藏保鲜食品，胃癌发病率迅速下降。目前，在 3 个东亚国家——日本、中国和韩国，每年胃癌发病人数约占世界范围新发胃癌的 60%[1]。早期对胃癌可能原因的研究强调了饮食因素（如过量摄入盐或硝酸盐）和遗传因素。1983 年，幽门螺杆菌的培养成功 [2]，导致研究集中在证明幽门螺杆菌感染与胃炎和胃癌之间的因果关系。幽门螺杆菌引起慢性胃黏膜炎症，这是胃各种疾病的基础 [3, 4]，其中包括萎缩性胃炎，并可以由它发展为肠型胃癌。也有报道称，幽门螺杆菌胃炎的病因与胃十二指肠溃疡、胃黏膜相关淋巴组织淋巴瘤、功能性消化不良、增生性胃息肉、特发性血小板减少性紫癜和未分化胃癌有关 [5, 6]。因此，1994 年 WHO 的国际癌症研究机构（IARC）将幽门螺杆菌列为明确的致癌物 [7]。日本胃病研究小组进行的一项多中心随机研究表明，在接受内镜黏膜切除早期胃癌的患者中，根除幽门螺杆菌治疗可以降低再发性胃癌约 2/3 的发病率 [8]，显示了根除幽门螺杆菌治疗对胃癌的预防作用。研究还表明，根除幽门螺杆菌不能完全预防胃癌，因此高危患者即使在根除幽门螺杆菌后，也需要定期随访以防胃癌发生。在日本和韩国，专家认为幽门螺杆菌感染导致了 95% 以上的胃癌 [9, 10]。

日本长期以来一直侧重于利用钡餐造影早期发现胃癌而进行二级预防 [11]。然而，在过去的 40 年中，日本胃癌死亡人数一直稳定在每年约 5 万人，从钡餐造影开始筛查后几乎没有变化 [12]。2013 年 2 月，日本国家健康保险（NHI）计划批准的保险覆盖了根除幽门螺杆菌治疗慢性胃炎（幽门螺杆菌相关性胃炎）。根据卫生、劳动和福利部（厚生省）的通知，只有当患者经内镜诊断为慢性胃炎，并证实幽门螺杆菌呈阳性时，根除治疗才被 NHI 覆盖。经过这一改变后，根除幽门螺杆菌治疗的处方明显增加。在批准之后的 4 年里，约有 600 万患者接受了治疗 [13]，可能因此日本胃癌死亡人数开始减少。

13.1.1 日本以往预防胃癌的措施

在日本，预防癌症，包括胃癌，主要侧重于早期发现癌症的二级措施，而不是旨在消除病因的初级预防。尽管因为医生长期的兴趣和推崇，间接钡餐造影早已被用作胃癌的筛查方法，但是 2010 年筛查率仅为 9.6%[11]。使用钡餐造影成像进行胃癌筛查对于早期癌症的检测敏感性也不是很高 [11]，并且辐射暴露量相当大。此外，幽门螺杆菌阴性，且胃黏膜萎缩范围很小或没有萎缩的患者不太可能发生胃癌[14, 15]，因此这些患者不太可能从每年的钡餐造影筛查中受益，并且仍然有辐射暴露的弊端。总之，正如目前的临床实践显示，使用钡餐造影的传统胃癌筛查方法来降低胃癌发病率是不切实际的。

因为在 20 世纪 70 年代，胃癌的病因还没有确定，而当时胃癌的筛查计划已经开始，因此我们可以理解当时日本试图预防胃癌最严重的缺限是无法实施初级预防。胃癌作为一种由感染引起的癌症，遵循如肝细胞癌和宫颈癌的一般规则，即预防感染或在严重损害之前早期根除的初级预防是首选的，而不是筛查（即初级预防优于二级预防）。由于人口老龄化（即面临风险的人更多），死于胃癌的患者人数保持不变，每年仍在5 万左右。总死亡率没有降低，这为日本政府提供了重要证据，表明目前的方案在预防胃癌死亡方面不太奏效。

13.1.2　根除幽门螺杆菌预防胃癌

众所周知，幽门螺杆菌感染是胃癌的重要风险因素，而根除幽门螺杆菌治疗是否能降低胃癌发病率的问题越来越引人瞩目。专家在全世界的健康人群中进行了干预研究，以评估根除幽门螺杆菌对胃癌的预防作用。然而，在美国和欧洲，胃癌的发病率很低，研究人群少到不足以验证根除治疗的显著效果，导致大多数研究中止[16]。

在先前研究的基础上对一项新的前瞻性研究的设计进行评估表明，一个小样本量和较短随访时间的临床试验应该招募进行了内镜黏膜切除术的早期胃癌患者，因为他们代表了最有可能发展为晚期胃癌的人群。据报道，萎缩性胃炎幽门螺杆菌阳性患者胃癌的年发病率仅为0.1% ~ 0.4%[15, 17]，而接受早期胃癌内镜手术的患者中，异时复发的年发病率要高得多（ 3% ~ 5% ）[18, 19]。我们调查了 544 例接受内镜治疗的早期胃癌患者的异时复发的情况。他们被随机分配到幽门螺杆菌根除组或未根除组，之后连续 3 年每年进行内镜检查随访。结果是根除组和未根除组中分别有 9 名和 24 名患者检测到了异时复发，前者的复发率明显低于后者（ $P < 0.01$ ，根据意向性治疗分析）[3]。这项前瞻性研究有足够的样本量，为长期争议的问题——胃癌是否可以通过根除幽门螺杆菌来预防提供了一个明确的答案。结果表明，根除幽门螺杆菌治疗至少使肠型胃癌的发病率降低了 2/3，而且无论患者是否患有萎缩性胃炎、肠化生或早

期胃癌，都能显示出这一效果。因此，证实大多数胃癌与幽门螺杆菌感染有关，根除这种微生物可以有效地预防胃癌。Maehata 等调查了根除幽门螺杆菌后的长期临床结果，幽门螺杆菌根除治疗是否预防异时性胃癌。他们报道，根除治疗在 5 年内抑制了异时性胃癌的发展，但在更长时间的随访后没有显著性差异[20]。然而，本研究的平均观察期仅为 3 年，在极少数患者中评估了 10 年的预后，导致缺乏可靠性。也就是说，关于短期预后的结果可能是准确的，但目前无法得出关于长期预后的结论。

专家在完成 JGSG 研究并对 8 ~ 10 年的数据进行分析后，发现幽门螺杆菌根除组和未根除组在异时性胃癌发生率上仍存在差异[21]。这表明根除治疗对胃癌的预防作用长期存在。

13.1.3 日本根除幽门螺杆菌治疗的医疗保险

癌症分为两大类，即与生活方式有关的癌症和与感染有关的癌症。在美国和欧洲，与感染有关的癌症在所有癌症中所占比例很低（10% 或以下）[22, 23]。然而，在日本，与感染相关的癌症约占 25%，包括肝炎病毒引起的肝癌、乳头瘤病毒引起的宫颈癌和幽门螺杆菌引起的胃癌。虽然宫颈癌不常见，在所有癌症中比例很低（1.3%），但胃癌和肝癌分别占 17% 和 6.5%，这三种癌症总共占近 25%[24]。由于大多数胃癌是由幽门螺杆菌感染引起的，而不是生活方式因素导致的，因此现在是该对胃癌的预防策略进行重大修订的时候了。当怀疑某种癌症是由感染引起时，开展积极的预防措施很可能导致癌症发病率急剧下降，进而引起癌症死亡率显著下降。在过去几十年里[24]，胃癌死亡人数每年约为 5 万人，这表明目前的预防措施是不够的。因此，预防胃癌的基本措施应从基于钡剂 X 线检查的常规二级预防，转向以根除幽门螺杆菌治疗为重点的初级预防。

日本幽门螺杆菌研究学会在 2009 年发表了一项指南，建议所有幽门螺杆菌感染者接受根除治疗[25]。为此，针对根除幽门螺杆菌治疗的人群，厚生省批准将国家健康保险覆盖范围扩充至 3 个适应证［即胃黏膜相关淋巴组织（MALT）淋巴瘤患者、接受早期胃癌内镜手术的患者和特发性血小板减少性紫癜患者］，除此之外，还有之前的胃及十二指肠溃疡患者。这是国际上率先为需根除幽门螺杆菌患者，除胃十二指肠溃疡以外的其他适应证的治疗提供保险，这是一种革命性的举措。关于将根除治疗的健康保险范围扩大到包括慢性胃炎患者的问题，日本胃肠病学会、日本胃肠病内镜学会和日本幽门螺杆菌研究学会向厚生省部长提交了一份联合请愿书。这种基于公共知识的举措，导致在 2013 年 2 月 21 日针对慢性胃炎患者行幽门螺杆菌根除治疗也被纳入了医疗保险范围。厚生省的通知指出，当内镜诊断为慢性胃炎的患者为幽门螺杆菌阳性时，根除疗法花费由国家健康保险计划覆盖。

　　几乎 100% 的幽门螺杆菌感染患者在感染后几个月内出现中性粒细胞和淋巴细胞浸润性胃炎。这种胃炎称为慢性活动性胃炎，据说是幽门螺杆菌感染所特有的 [26]。持续性炎症逐渐增加胃黏膜的脆性。随着时间的推移，幽门螺杆菌相关性胃炎逐渐进展为萎缩性胃炎。已经证明，在大约 80% 的日本患者中这种进展需要 10 ~ 20 年 [4]。一些萎缩性胃炎病例随后进展为肠型胃癌。胃酸和应激对幽门螺杆菌相关性胃炎背景黏膜造成的影响可导致消化性溃疡的发生。相反，与幽门螺杆菌无关的胃炎通常不会进展到溃疡，即使在应激时也是如此。很明显，幽门螺杆菌相关性胃炎还与胃 MALT 淋巴瘤、功能性消化不良、增生性胃息肉、特发性血小板减少性紫癜和弥漫性胃癌密切相关（图 13.1）[5, 6]，所以幽门螺杆菌相关性胃炎是几乎所有胃疾病的根本原因。因此，通过细菌根除疗法治疗这种胃炎可能会预防大多数胃疾病，包括胃癌。

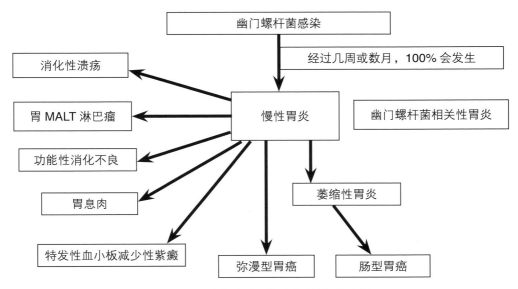

图 13.1　幽门螺杆菌感染的演进过程

13.1.4　对日本消灭胃癌战略的影响

在日本国民健康保险（NHI）对根除幽门螺杆菌治疗的覆盖范围扩大到包括慢性胃炎后的 4 年间，根除幽门螺杆菌治疗的处方明显增加，同期胃癌死亡人数显著减少。根除疗法处方增加的原因是数百万人都能得到治疗。幽门螺杆菌相关性胃炎根除治疗获得批准后，如果经内镜证实为幽门螺杆菌相关性胃炎，那么这些患者就可以接受根除治疗。换句话说，通过胃镜检查诊断为幽门螺杆菌相关胃炎的患者才能接受根除治疗，这一现实导致胃镜检查和根除幽门螺杆菌治疗的处方一并迅速增加。幽门螺杆菌根除治疗的指征扩大到包括慢性胃炎之后，每年大约 160 万患者接受根除治疗，而大约 600 万患者接受根除治疗超过 4 年 [13]。2000 年日本 NHI 计划批准了胃和十二指肠溃疡的幽门螺杆菌根除治疗，随后胃和十二指肠溃疡的发病率在 10 年内急剧下降约 60%[27]。在这一期间，治疗胃和十二指肠溃疡的医疗费用也减少了 47%。

根据癌症登记和统计中的癌症死亡率关键数据（1958—2014 年）显示，2013 年胃癌死亡人数为 48 632 人，2014 年为 47 903 人，2015 年为 46 659 人，2016 年为 45 509 人，显示出 NHI 在扩大根除幽门螺杆菌治疗的指征后，胃癌死亡人数呈下降趋势。胃癌死亡人数在 2016 年下降到 45 509 人，表明在扩大根除幽门螺杆菌治疗的指征后的 4 年内，胃癌死亡人数下降了 9.2%（图 13.2）[13]。如果根除治疗可以降低幽门螺杆菌相关胃炎的发病率，萎缩性胃炎（胃癌的癌前病变）的发病率也会降低。虽然目前尚不清楚胃癌的改善结果是否与胃和十二指肠溃疡的治疗结果相当，但如果萎缩性胃炎的发病率降低，我们也能预测出由萎缩性胃炎发展而来的肠型胃癌的发病率降低。我们的研究表明，胃癌的死亡人数在过去的 40 年里一直保持稳定，而在过去的 4 年中随着幽门螺杆菌根除治疗的处方增加，胃癌的死亡人数也在下降。根据 NHI 的标准，在进行根除治疗之前，必须通过内镜检查证实胃炎的诊断，这样对内镜检查的需求增加，进而可能发现许多胃癌患者。

据专家预测，如果不采取新措施，2020 年因胃癌死亡的人数将为 60 000 人 [27]。然而，我们的研究表明，在扩大健康保险覆盖范围之前的 40 年中，胃癌的年死亡人数保持在 5 万人左右；而在扩大根除幽门螺杆菌的适应证之后的 4 年里，死亡人数显著下降了约 9.2%。据估计，如果

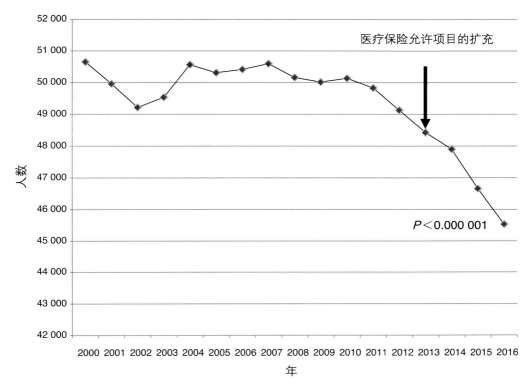

图 13.2　日本国内胃癌死亡人数的变化

幽门螺杆菌感染患者继续接受根除治疗，胃癌死亡人数将减少 40%，到 2020 年每年减少至约 3 万人，同时未来对胃癌产生预防作用。

参考文献

1. Ferlay J, Shin HR, Bray F, Forman D, Mathers C, Parkin DM. Estimates of worldwide burden of cancer in 2008: GLOBOCAN 2008. Int J Cancer. 2010; 127: 2893-917.

2. Warren JR, Marshall BJ. Unidentified curved bacilli on gastric epithelium in active chronic gastritis. Lancet. 1983; 1: 1273-5.

3. Blaser MJ. Helicobacter pylori and the pathogenesis of gastroduodenal inflammation. J Infect Dis. 1990; 161: 626-33.

4. Asaka M, Sugiyama T, Nobuta A, Kato M, Takeda H, Graham DY. Atrophic gastritis and intestinal metaplasia in Japan: results of a large multicenter study. Helicobacter. 2001; 6: 294-9.

5. Asaka M, Takeda H, Sugiyama T, Kato M. What role does Helicobacter pylori play in

gastric cancer? Gastroenterology. 1997; 113(Suppl): S56-60.

6. Asaka M. A new approach for elimination of gastric cancer deaths in Japan. Int J Cancer. 2013 15; 132: 1272-6.

7. International Agency for Research on Cancer. World Health Organization: schistosomes, liver flukes and *Helicobacter pylori*. IARC Monogr Eval Carcinog Risk Hum. 1994; 61: 177-241.

8. Fukase K, Kato M, Kikuchi S, Inoue K, Uemura N, Okamoto S, et al. Effect of eradication of Helicobacter pylori on incidence of metachronous gastric carcinoma after endoscopic resection of early gastric cancer: an open-label, randomised controlled trial. Lancet. 2008; 372: 392-7.

9. Matsuo T, Ito M, Takata S, Tanaka S,Yoshihara M, Chayama K. Low prevalence of Helicobacter pylori-negative gastric cancer among Japanese. Helicobacter. 2011; 16: 415-9.

10. Yoon H, Kim N, Lee HS, Shin CM, Park YS, Lee DH, et al. Helicobacter pylori-negative gastric cancer in South Korea: incidence and clinicopathologic characteristics. Helicobacter. 2011; 16: 382-8.

11. Hamashima C, Shibuya D, Yamazaki H, Inoue K, Fukao A, Saito H, et al. The Japanese guidelines for gastric cancer screening. Jpn J Clin Oncol. 2008; 38: 259-67.

12. Trends in site-specific crude mortality rate 1965-2014. Cancer Statistics in Japan-2015, Tokyo, Japan, 2015. p. 39. http: //ganjoho.jp/data/reg_stat/statistics/brochure/2015/cancer_sta- tistics_2015.pdf.

13. Tsuda M, Asaka M, Kato M, Matsushima R, Fujimori K, Akino K, Kikuchi S, Lin Y, Sakamoto N. Effect on *Helicobacter pylori* eradication therapy against gastric cancer in Japan. Helicobacter. 2017. https: //doi.org/10.1111/hel.12415.

14. Inoue K, Fujisawa T, Haruma K. Assessment of degree of health of the stomach by concomitant measurement of serum pepsinogen and serum Helicobacter pylori antibodies. Int J Biol Markers. 2010; 25: 207-12.

15. Uemura N, Okamoto S, Yamamoto S, Matsumura N, Yamaguchi S, Yamakido M, Taniyama K, Sasaki N, Schlemper RJ. *Helicobacter pylori* infection and the development of gastric cancer. N Engl J Med. 2001; 345: 784-9.

16. Miehlke S, Kirsch C, Dragosics B, et al. Helicobacter pylori and gastric cancer: current sta- tus of the Austrian Czech German gastric cancer prevention trial (PRISMA Study). World J Gastroenterol. 2001; 7: 243-7.

17. Whiting JL, Sigurdsson A, Rowlands DC, et al. The long term results of endoscopic surveillance of premalignant gastric lesions. Gut. 2002; 50: 378-81.

18. Arima N, Adachi K, Katsube T, et al. Predictive factors for metachronous recurrence of

early gastric cancer after endoscopic treatment. J Clin Gastroenterol. 1999; 29: 44-7.

19. Nasu J, Doi T, Endo H, Nishina T, et al. Characteristics of metachronous multiple early gastric cancers after endoscopic mucosal resection. Endoscopy. 2005; 37: 990-3.

20. Maehata Y, Nakamura S, Fujisawa K, et al. Long-term follow-up study about preventive effect of H. pylori eradication for the incidence of metachronous gastric cancer after endoscopic resection of early gastric cancer. Gastrointest Endosc. 2012; 75: 39-46.

21. Kato M, Asaka M, Kikuchi S. Long-term follow-up study about preventive effect of *H. pylori* eradication for the Incidence of metachronous gastric cancer after endoscopic resection of primary early gastric cancer. Gastroenterology. 2012; 142(Suppl 1): S3.

22. Harvard Report on Cancer Prevention. Volume 1: Causes of human cancer. Cancer Causes Control. 1996; 7 Suppl 1: S3-59.

23. Olsen JH, Andersen A, Dreyer L, et al. Summary of avoidable cancers in the Nordic countries. APMIS Suppl. 1997; 76: 141-6.

24. Number of incidence by cancer site 2007. Cancer statistics in Japan-2012, Tokyo, Japan; 2012. p. 15.

25. Asaka M, Kato M, Takahashi S, et al. Guidelines for the management of Helicobacter pylori infection in Japan: 2009 revised edition. Helicobacter. 2010; 15: 1-20.

26. Blaser MJ. Gastric Campylobacter-like organism, gastritis, and peptic ulcer diseases. Gastroenterology. 1987; 93: 371-83.

27. Asaka M, Kato M, Sakamoto N. Roadmap to eliminate gastric cancer with Helicobacter pylori eradication and consecutive surveillance in Japan. J Gastroenterol. 2014; 49: 1-8.

第十四章
胃癌预防策略

Osamu Handa，Yuji Naito 著　李　渊 译　石岩岩 审校

摘要：在日本，造成胃癌的主要原因是幽门螺杆菌感染。因此，根除幽门螺杆菌是预防胃癌发生的有效策略。然而，预防策略应根据每个患者的风险来决定。据报道，胃癌的风险取决于幽门螺杆菌引起的黏膜萎缩的严重程度。越早期根除幽门螺杆菌，在预防将来胃癌的发生方面就越有效。因此，在日本的地级市有几个针对初中生和高中生的"筛查和治疗"项目。与高危人群相反，老一代人胃黏膜萎缩的严重程度比年轻一代严重得多，除了根除幽门螺杆菌外，持续监测胃癌的发生更重要。

关键词：幽门螺杆菌·年轻一代·学生·筛查与治疗·胃癌

14.1　导言

总的来说，胃癌的发病率与幽门螺杆菌感染率之间存在正相关（图14.1）[1]。然而，在东亚国家，胃癌的发病率高于欧洲和北美[2]。在日本，胃癌是造成癌症死亡的主要原因，大多数胃癌是由幽门螺杆菌感染引起的。在从未被幽门螺杆菌感染的患者中，胃癌的发病率极低。据报道，在日本，幽门螺杆菌阴性胃癌的发病率很低，从 0.42% 至 0.66% 不等[3,4]。因此，根除幽门螺杆菌被认为是预防胃癌发生的有效策略。但是，预防胃癌的策略应基于每个地区的幽门螺杆菌感染情况和患者的个体风险。在本章，我们将阐述高危个体和年轻一代的预防策略。

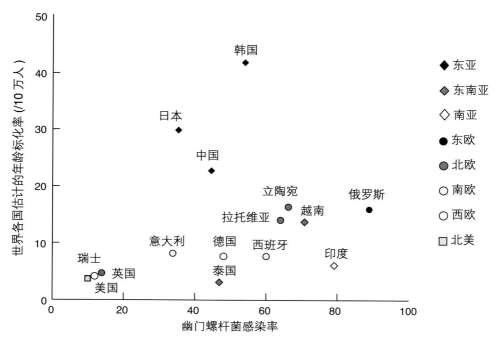

图 14.1 幽门螺杆菌感染率和胃癌发病率的地理分布（Suzuki H, Mori H. J Gastroenerol, 2017 ）

14.2　年轻一代的预防战略

在日本，幽门螺杆菌主要的感染途径是母婴传播[5-7]。据报道，在大多数情况下，幽门螺杆菌感染发生在幼儿期，儿童期以后感染极为少见[4, 8, 9]。如果没有根除，幽门螺杆菌会继续感染胃，并导致慢性萎缩性胃炎，而后者是公认的胃癌癌前病变[10, 11]。据报道，幽门螺杆菌阳性患者发生胃癌的风险是没有幽门螺杆菌感染的 15 倍[12]。此外，胃癌的发生风险取决于黏膜萎缩的严重程度[13]。因此，越早期根除幽门螺杆菌，在预防未来发生胃癌方面就越有效。在人类尚无关于根除幽门螺杆菌对年轻一代化学预防胃癌的直接证据，目前仅有一些在年龄大的人群中的研究证据。然而，使用致胃癌的动物模型的研究已经显示出根除治疗的明显效果（图 14.2 ）。在这个实验中，为了评价根除治疗对胃癌发生的影响，采用幽门螺杆菌感染和 *N*- 甲基 -*N*- 亚硝基脲（ *N*-methyl-*N*-nitrosourea，MNU ）处理的蒙古沙土鼠模型，研究者分别研究了早期、中期或晚期根除幽门螺

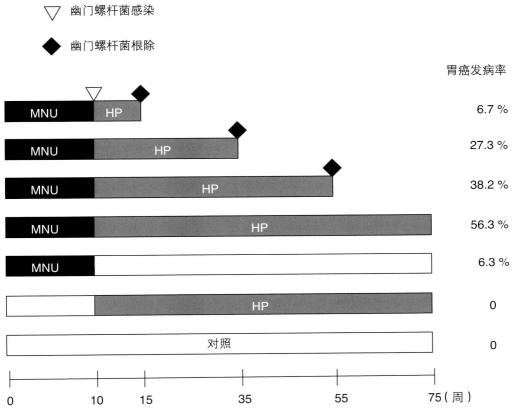

图 14.2　早期根除对蒙古沙土鼠幽门螺杆菌相关的胃癌发生的影响（Nozaki K et al. Cancer Sci, 2003）

杆菌的结果。MNU 是一种公认的化学致癌物，具有很强的产生肿瘤的效应。在 MNU 处理组合并幽门螺杆菌感染组中，75 周时胃癌发生率为 56.3%。然而，根除治疗显著降低了癌症发病率，并取决于幽门螺杆菌感染后的根除阶段，这表明肿瘤发病率与幽门螺杆菌感染引起的炎症持续时间有关。对年轻一代来说，根除治疗可能是人类预防胃癌的一种很有前途的策略。

　　此外，感染幽门螺杆菌的人群是另一个重要问题。由于环境卫生的改善，日本幽门螺杆菌感染率正在下降[14-16]。据报道，1950 年以前出生的人中有 40% 以上感染该菌，70 年代则为 20%，80 年代则为 12%（图 14.3）[16]。因此，针对感染幽门螺杆菌的年轻一代来预防胃癌可能具有成本效益。

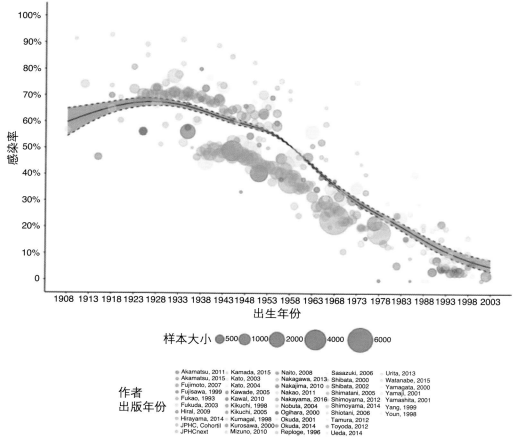

图 14.3　从 1908 年至 2003 年，日本按出生年份分列的经多变量校正的幽门螺杆菌感染率（Wang，C，et al. SCI Rep，2017）

14.3　京都市中学生"筛查和治疗"策略

　　上述导致的结果是在日本的地级市中有几个针对初中生和高中生的"筛查和治疗"项目。从 2015 年 4 月开始，我们还针对高一学生启动了一个多中心的前瞻性"筛查和治疗"项目，作为京都市胃癌消除项目的一部分。

　　我们项目的程序如下：

1.　起初，我们与京都地区卫生措施司（Kyoto Prefecture Health Measures Division）合作，要求 104 所高中里的几所高中参与合作（经京都市医科大学伦理委员会批准）。同意参加本项目的高中数量随时间而增加：2015 年为 3 所，2016 年为 6 所，2017 年为 15 所。

2. 我们向各高中的教师、家长和学生讲解了本项目的程序，并取得了家长和学生的书面知情同意。

3. 对于同意的学生，使用酶联免疫吸附试验进行尿液的抗幽门螺杆菌免疫球蛋白 G 抗体（尿 -Hp ELISA）检测。

4. 对尿 -Hp ELISA 检测结果为阳性的学生进行幽门螺杆菌粪便抗原检测（HpSA）。

5. 那些经 HpSA 检测为阳性的学生，如果本人愿意，可以在他们高中附近的合作医院免费接受根除幽门螺杆菌的治疗。幽门螺杆菌根除方案如下：质子泵抑制剂（proton pump inhibitor，PPI）（雷贝拉唑 20 mg/d）+ 阿莫西林（AMPC）1500 mg/d+ 甲硝唑（MNZ）500 mg/d（由各医院伦理委员会批准）。由于与其他亚洲国家相比，日本对甲硝唑的耐药率很低，因而我们选择了甲硝唑而不是针对幽门螺杆菌耐药性不断增加的克拉霉素（CAM）。

6. 在根除治疗 2 个月后，经 HpSA 试验检测为阴性者被认为是根除成功。

2015 年和 2016 年的结果如下：

1. 本项目招募人数从 734 人增加到 883 人。

2. 提交尿液送检的学生比例从 83.9% 增加到 88.1%。

3. 2015 年和 2016 年尿 -Hp ELISA 阳性率分别为 8.3% 和 8.4%，之间无显著性差异。

4. 2015 年和 2016 年 HpSA 的阳性率分别为 4.7% 和 3.2%，之间无显著性差异。

5. 2015 年成功根除率为 84.2%，无重大副作用。2016 年接受根除治疗的学生比例为 85.7%，无明显不良反应。

我们的目标是到 2020 年将这一项目扩展到全市范围内。通过继续这个项目，我们将能够消除幽门螺杆菌和终止胃癌的发生。

14.4　针对初中学生的"筛查和治疗"项目

在日本的其他地级市中，有几个地级市"筛查和治疗"项目是在初中学生中进行的。针对初中生的策略是基于以下数据：据报道，在儿童中，①根除成功后幽门螺杆菌的再感染率，特别是 5 岁以下的儿童 [17, 18]，高于成人 [19]；②幽门螺杆菌抗体检测的敏感性在 10 岁以下儿童中不高，10 岁后与成人相同 [20]；③由于在日本初中阶段是义务教育，因而我们可以预期会有较高的检查率。然而，一些儿科医生不同意针对无症状初中生的盲目"筛查和治疗"策略，因为根除治疗不包括在保险范围内，根除治疗对年轻一代长期影响的风险值得考虑。无论如何，在执行"筛选和治疗"之前，知情同意是必要的。

14.5 年轻一代的筛选方法及根除疗法

对于年轻一代幽门螺杆菌感染的筛查，专家建议进行尿液抗体或粪便抗原检测。由于尿液检查简便、无创，而且价格便宜，所以适合大规模筛查。然而，据报道，由于蛋白尿的出现 [23]，年轻一代的尿抗体检测的假阳性率为 30% ~ 40% [21, 22]。因此，需要另一种方法来证实幽门螺杆菌感染。粪便抗原检测适合年轻一代的幽门螺杆菌感染的筛查，因为它易于执行，而且是无创的。然而，这项检测的成本高于尿液检测，已有报道显示在较高温度下运送粪便标本增加了假阴性的概率 [24]，而且学生们往往羞于提交粪便样本。

事实上，尿素呼气试验（urea breath test，UBT）由于准确度高，有利于证实幽门螺杆菌感染；然而，它价格较昂贵，每次检查需要大约半小时。此外，由于幽门螺杆菌对 CAM 的耐药性高（50% 以上），因此医生还建议检测幽门螺杆菌对抗生素的敏感性 [25]。但是，为了评估幽门螺杆菌对 CAM 的耐药性，医生需要进行内镜检查；因此，这不适合年轻一代的大规模筛查。因此，尿液抗体检测被广泛应用于年轻一代的大规模筛查，其结果可以通过粪便抗原检测或 UBT 证实。对于有症状的病例，应考虑内镜检查。

在日本，根据医疗保险制度，医生已将 PPI+ AMPC+CAM（PAC 治疗）作为一线治疗。随着幽门螺杆菌对 CAM 耐药性的增加，PAC 治疗的根除率逐年下降（约 70%）[26]，PPI+AMPC+MNZ（PAM 治疗）已被用作二线治疗。对于没有医疗保险的 15 岁以下年轻一代，根除疗法的组成方案仍然存在争议。最近研究显示，沃诺拉赞（VPZ）（一种钾通道竞争性酸阻滞剂）可以强烈抑制胃酸分泌。据报道，它即使与 AMPC+CAM（VAC

治疗）一起 [27]，也能提高根除率。最近有报道显示，VAC 治疗对年轻一代也是有效和安全的 [28]。我们需要积累更多的证据来证实这一观点。

14.6　高危群体的预防策略

如前所述，幽门螺杆菌感染是在儿童时期获得的。如果不根除，就会持续终生。感染期长也与胃黏膜萎缩的严重程度有关，后者是一种众所周知的癌前病变。因此，针对年轻一代的"筛查和治疗"策略被公认为是预防胃癌的有效方法，特别是在胃癌高发国家，如日本和韩国。

虽然据报道，即使在老一代人群中，根除幽门螺杆菌对胃癌也有预防效果 [29, 30]，但由于这一群体中胃黏膜萎缩的严重程度往往高于年轻一代 [13]，因此效果较差。所以，对于高危人群，特别是胃黏膜严重萎缩的人群，内镜筛查胃癌比根除治疗本身更重要。此外，由于在成功根除幽门螺杆菌之后胃癌的风险还会持续很长时间（图 14.4）[31]，因此，即使根除之后 10 年以上，还需要持续监测胃癌的发生。

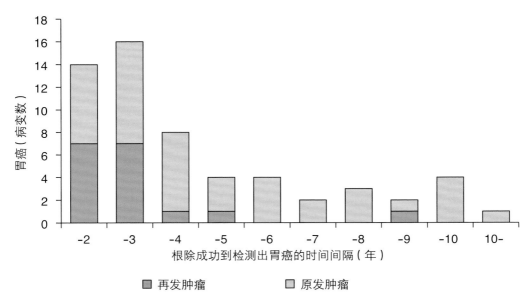

图 14.4　从根除成功到检测出胃癌的时间间隔（Majima A，Handa O, et al. Digestion，2017）

14.7　结语

在胃癌的预防策略中，根除幽门螺杆菌是不可避免的。其预防策略取决于胃黏膜萎缩的严重程度。对于患有轻度胃黏膜萎缩的一代（年轻一代），"筛查和治疗"策略可能是有效的；而对于高危人群，除了根除幽门螺杆菌外，随访监测也很重要。

参考文献

1. Suzuki H, Mori H. World trends for H. pylori eradication therapy and gastric cancer prevention strategy by H. pylori test-and-treat. J Gastroenterol. 2018; 53(3): 354-61.

2. Ferlay J, Soerjomataram I, Dikshit R, Eser S, Mathers C, Rebelo M, Parkin DM, Forman D, Bray F. Cancer incidence and mortality worldwide: sources, methods and major patterns in GLOBOCAN 2012. Int J Cancer. 2015; 136(5): E359-86.

3. Matsuo T, Ito M, Takata S, Tanaka S,Yoshihara M, Chayama K. Low prevalence of Helicobacter pylori-negative gastric cancer among Japanese. Helicobacter. 2011; 16(6): 415-9.

4. Ono S, Kato M, Suzuki M, Ishigaki S, Takahashi M, Haneda M, Mabe K, Shimizu Y. Frequency of Helicobacter pylori-negative gastric cancer and gastric mucosal atrophy in a Japanese endoscopic submucosal dissection series including histological, endoscopic and serological atrophy. Digestion. 2012; 86(1): 59-65.

5. Okuda M, Osaki T, Lin Y, Yonezawa H, Maekawa K, Kamiya S, Fukuda Y, Kikuchi S. Low prevalence and incidence of Helicobacter pylori infection in children: a population-based study in Japan. Helicobacter. 2015; 20(2): 133-8.

6. Konno M, Yokota S, Suga T, Takahashi M, Sato K, Fujii N. Predominance of mother-to-child transmission of Helicobacter pylori infection detected by random amplified polymorphic DNA fingerprinting analysis in Japanese families. Pediatr Infect Dis J. 2008; 27(11): 999-1003.

7. Osaki T, Okuda M, Ueda J, Konno M, Yonezawa H, Hojo F, Yagyu K, Lin Y, Fukuda Y, Kikuchi S, et al. Multilocus sequence typing of DNA from faecal specimens for the analysis of intrafamilial transmission of Helicobacter pylori. J Med Microbiol. 2013; 62(Pt 5): 761-5.

8. Okuda M, Miyashiro E, Booka M, Tsuji T, Nakazawa T. Helicobacter pylori colonization in the first 3 years of life in Japanese children. Helicobacter. 2007; 12(4): 324-7.

9. Rowland M, Daly L, Vaughan M, Higgins A, Bourke B, Drumm B. Age-specific

incidence of Helicobacter pylori. Gastroenterology. 2006; 130(1): 65-72, quiz 211.

10. Adamu MA, Weck MN, Gao L, Brenner H. Incidence of chronic atrophic gastritis: systematic review and meta-analysis of follow-up studies. Eur J Epidemiol. 2010; 25(7): 439-48.

11. Jaskiewicz K, Louwrens HD. Chronic atrophic gastritis in a population at risk for gastric carcinoma. Anticancer Res. 1991; 11(2): 835-9.

12. Uemura N, Okamoto S, Yamamoto S, Matsumura N, Yamaguchi S, Yamakido M, Taniyama K, Sasaki N, Schlemper RJ. Helicobacter pylori infection and the development of gastric cancer. N Engl J Med. 2001; 345(11): 784-9.

13. Take S, Mizuno M, Ishiki K, Yoshida T, Ohara N, Yokota K, Oguma K, Okada H, Yamamoto K. The long-term risk of gastric cancer after the successful eradication of Helicobacter pylori. J Gastroenterol. 2011; 46(3): 318-24.

14. Ueda M, Kikuchi S, Kasugai T, Shunichi T, Miyake C. Helicobacter pylori risk associated with childhood home environment. Cancer Sci. 2003; 94(10): 914-8.

15. Asaka M, Kimura T, Kudo M, Takeda H, Mitani S, Miyazaki T, Miki K, Graham DY. Relationship of Helicobacter pylori to serum pepsinogens in an asymptomatic Japanese population. Gastroenterology. 1992; 102(3): 760-6.

16. Ueda J, Gosho M, Inui Y, Matsuda T, Sakakibara M, Mabe K, Nakajima S, Shimoyama T, Yasuda M, Kawai T, et al. Prevalence of Helicobacter pylori infection by birth year and geographic area in Japan. Helicobacter. 2014; 19(2): 105-10.

17. Rowland M, Kumar D, Daly L, O'Connor P, Vaughan D, Drumm B. Low rates of Helicobacter pylori reinfection in children. Gastroenterology. 1999; 117(2): 336-41.

18. Kato S, Abukawa D, Furuyama N, Iinuma K. Helicobacter pylori reinfection rates in children after eradication therapy. J Pediatr Gastroenterol Nutr. 1998; 27(5): 543-6.

19. Halitim F, Vincent P, Michaud L, Kalach N, Guimber D, Boman F, Turck D, Gottrand F. High rate of Helicobacter pylori reinfection in children and adolescents. Helicobacter. 2006; 11(3): 168-72.

20. Okuda M, Miyashiro E, Koike M, Tanaka T, Bouoka M, Okuda S, Yoshikawa N. Serodiagnosis of Helicobacter pylori infection is not accurate for children aged below 10. Pediatr Int. 2002; 44(4): 387-90.

21. Yoshimura N, Tajiri H, Sawada A, Kozaiwa K, Ida S, Fujisawa T, Konno M, Kato S. A 13C-urea breath test in children with helicobacter pylori infection: assessment of eradication therapy and follow-up after treatment. J Gastroenterol. 2001; 36(9): 606-11.

22. Kato S, Ozawa K, Konno M, Tajiri H, Yoshimura N, Shimizu T, Fujisawa T, Abukawa D, Minoura T, Iinuma K. Diagnostic accuracy of the 13C-urea breath test for childhood Helicobacter pylori infection: a multicenter Japanese study. Am J Gastroenterol. 2002;

97(7): 1668-73.

23. Mabe K, Kikuchi S, Okuda M, Takamasa M, Kato M, Asaka M. Diagnostic accuracy of urine Helicobacter pylori antibody test in junior and senior high school students in Japan. Helicobacter. 2017; 22(1). Epub 2016 Jul 11.

24. Shimoyama T. Stool antigen tests for the management of Helicobacter pylori infection. World J Gastroenterol. 2013; 19(45): 8188-91.

25. Okamura T, Suga T, Nagaya T, Arakura N, Matsumoto T, Nakayama Y, Tanaka E. Antimicrobial resistance and characteristics of eradication therapy of Helicobacter pylori in Japan: a multigenerational comparison. Helicobacter. 2014; 19(3): 214-20.

26. Sasaki M, Ogasawara N, Utsumi K, Kawamura N, Kamiya T, Kataoka H, Tanida S, Mizoshita T, Kasugai K, Joh T. Changes in 12-year first-line eradication rate of Helicobacter pylori based on triple therapy with proton pump inhibitor, amoxicillin and clarithromycin. J Clin Biochem Nutr. 2010; 47(1): 53-8.

27. Murakami K, Sakurai Y, Shiino M, Funao N, Nishimura A, Asaka M. Vonoprazan, a novel potassium-competitive acid blocker, as a component of first-line and second-line triple therapy for Helicobacter pylori eradication: a phase Ⅲ, randomised, double-blind study. Gut. 2016; 65(9): 1439-46.

28. Kusano C, Gotoda T, Suzuki S, Ikehara H, Moriyama M. Safety of first-line triple therapy with a potassium-competitive acid blocker for Helicobacter pylori eradication in children. J Gastroenterol. 2018; 53(6): 718-24.

29. Li WQ, Ma JL, Zhang L, Brown LM, Li JY, Shen L, Pan KF, Liu WD, Hu Y, Han ZX, et al. Effects of Helicobacter pylori treatment on gastric cancer incidence and mortality in subgroups. J Natl Cancer Inst. 2014; 106(7): dju352.

30. Take S, Mizuno M, Ishiki K, Hamada F, Yoshida T, Yokota K, Okada H, Yamamoto K. Seventeen-year effects of eradicating Helicobacter pylori on the prevention of gastric cancer in patients with peptic ulcer; a prospective cohort study. J Gastroenterol. 2015; 50(6): 638-44.

31. Majima A, Handa O, Naito Y, Dohi O, Okayama T, Yoshida N, Kamada K, Katada K, Uchiyama K, Ishikawa T, et al. Early-stage gastric cancer can be found in improved atrophic mucosa over time from successful Helicobacter pylori eradication. Digestion. 2017; 95(3): 194-200.